Master Choa Kok Sui

Das Praxisbuch der Prana-Psychotherapie

Master Choa Kok Sui

Das Praxisbuch der Prana-Psychotherapie

Energetische Behandlung von Stress, Sucht und Traumata

Widmung

Dieses Buch ist den Nonnen und allen anderen gewidmet, die sich als Verkörperung göttlicher Liebe und Barmherzigkeit unermüdlich für die Armen und Kranken einsetzen.

Titel der Originalausgabe:
»Pranic Psychotherapie«

Original English Language Publication by
Institute for Inner Studies Publishing Foundation

Aus dem Englischen von Nayoma de Haën und Maria Müller
Lektorat: Birgit-Inga Weber

Gesamtherstellung: Karin Schnellbach
Druck: CPI Books, Leck
ISBN 978-3-86728-102-7

Koha-Verlag GmbH - St. Sebastian 13, -84405 Dorfen
www.koha-verlag.de - info@koha-verlag.de

Danksagung

Mein Dank gilt meinen hoch geachteten Lehrern, insbesondere Mahaguruji Mei Ling, und allen anderen für ihre Unterstützung und die mir gewidmete Zeit.

Anmerkung

Prana-Psychotherapie ist ein mächtiges Werkzeug für die Heilung psychischer Beschwerden und kann als Ergänzung zu klinischer Psychologie und Psychiatrie verwendet werden.

Richtlinien

1. Pranaheilung soll nicht als Ersatz für Schulmedizin dienen, sondern als eine Ergänzung. Wenn Symptome bestehen bleiben oder wenn Sie unter ernsthaften Beschwerden leiden, suchen Sie bitte einen Arzt und einen zertifizierten Prana-Heiler auf.
2. Pranaheiler sind keine Ärzte, aber Ärzte können Pranaheiler sein.
3. Pranaheiler sollten keine medizinischen Diagnosen stellen.
4. Pranaheiler sollten keine Medikamente oder medizinischen Behandlungen verschreiben.
5. Pranaheiler sollten sich nicht in die Verschreibungen eines Arztes einmischen.
6. Diese Richtlinien der Pranaheilung sollten in allen Zentren für Pranaheilung gut sichtbar aufgehängt werden.

Hinweis der Redaktion

Um die Lektüre nicht zu verkomplizieren, wurde im Deutschen auf eine doppelte Nennung männlicher *und* weiblicher Formen

nach dem Muster »Heiler und/oder Heilerin«, »Patient und Patientin«, »Klient und Klientin«, »Arzt oder Ärztin«, »Therapeut und Therapeutin« etc. verzichtet. Selbstverständlich ist der weibliche Teil der Bevölkerung jeweils ebenso angesprochen wie der männliche.
In der deutschen Ausgabe dieses Werkes besteht auch kein bedeutender Unterschied zwischen »Patient« und »Klient«; hier sind beide Begriffe austauschbar.

Inhalt

Vorwort von Dr. Mary D. Clark

Eine der Herausforderungen der Psychotherapie liegt in der mangelnden Greifbarkeit dessen, was sie zu heilen sucht: die Psyche. Teils körperlich, teils geistig ist sie ständig Stimmungsschwankungen, Trieben, Haltungen, Inspirationen, Konflikten, Überzeugungen, Bedürfnissen, Erinnerungen, Gewohnheiten, Traumata und Sehnsüchten ausgesetzt, um nur einiges zu nennen. Jeder Versuch, die Psyche einzuschätzen, zu diagnostizieren und zu behandeln, steht vor einem Berg von Schwierigkeiten. Beschreibungen und Diagnosen können genau oder ungenau sein, und therapeutische Interventionen sind in der Regel langwierig. Die Ergebnisse schwanken. Neueste Untersuchung zeigen, dass ein Drittel der Patienten erfolgreich therapiert wird; einem weiteren Drittel kann teilweise geholfen werden, und der Zustand eines Drittels bleibt unverändert.

Als ich vor 30 Jahren Psychologin wurde, war ich voller Begeisterung entschlossen, den Menschen zu helfen, ihre negativen Überzeugungen loszulassen, traumatische Erfahrungen zu überwinden, emotionale Wunden zu heilen und sowohl spirituell als auch kreativ in ihr Potenzial hineinzuwachsen. Da ich aus der jungianischen Richtung kam, sah ich psychische Krankheit letztlich als eine Spaltung zwischen Psyche und Seele. Mein äußerer Ansatz war zwar unter Verwendung verschiedener therapeutischer Modelle eher »traditionell«, aber innerlich hielt ich mich an die Seele und die Lektionen, denen sie auf ihrer Reise durch das Leben begegnet.

Doch irgendetwas stimmte nicht. Es gab Menschen, die ihre negativen Haltungen und Überzeugungen einfach nicht loswurden, auch wenn sie es noch sosehr versuchten. Andere hielten sich an ihre schmerzhaften Erinnerungen und Traumata, da sie in dieser Vertrautheit auf seltsame Weise Trost fanden. Emotionale Wunden dienten oft unbewusst persönlichen Bedürfnissen. Die Gier nach Suchtmitteln hielt oft Jahre nach dem Entzug noch an. Was fehlte hier?

Vor Jahren erzählte mir ein Freund vom Pranaheilen. Ich hatte zu jener Zeit kein Interesse daran, »Heilerin« zu werden. Ich liebte meine Arbeit als Psychologin, aber ich ging trotzdem mit zum Grundkurs. Dort lernte ich ein auf alten esoterischen Prinzipien beruhendes Heilsystem von Master Choa Kok Sui kennen. Es erschien mir sowohl verständlich als auch anwendbar und begeisterte mich so sehr, dass ich gleich die Anschlusskurse buchte. Was ich hier erfuhr, beantwortete viele meiner Fragen. Ich lernte, dass sich Pranaheilen auf die Energiefelder um den Körper herum konzentriert, die aus den Chakras, den Meridianen und den verschiedenen Schichten der Aura mit ihren emotionalen und mentalen Systemen bestehen. Ich lernte eine Reihe von Strategien, wie ich mithilfe von Prana die negativen Einflüsse entfernen und durch positive Energie ersetzen konnte. Es wurde nicht nur deutlich, dass psychische Heilung auf der Energie-Ebene erfolgt – ich erhielt auch eine Reihe von Werkzeugen, um diese Heilung in Gang zu setzen. Die Verwendung dieser Werkzeuge ließ mich in meinem Beruf deutlich erfolgreicher werden.

Zu jener Zeit arbeitete ich außer in meiner Praxis auch in Grundschulen. Jeden Tag sah ich Kinder mit den verschiedensten Problemen im Emotionalen, Mentalen, im Verhalten und im Umgang mit ihren Erziehungsberechtigten. Häufig wurde ich gerufen, um in kritischen Situationen im Klassenzimmer oder auf dem Spielplatz zu helfen. Einmal wurde ein emotional gestörter Sechsjähriger in mein Büro gebracht. Er schrie und schlug um sich. Kurz zuvor war er im Klassenzimmer plötzlich gewalttätig geworden und weder die Lehrer noch andere Hilfskräfte konnten ihn beruhigen oder auch nur festhalten. Seine Mutter war drogenabhängig und von zu Hause weggegangen, sein Vater saß im Gefängnis, und seine Großmutter, bei der er aufwuchs, war mit seinen emotionalen Schwierigkeiten völlig überfordert.

Der Junge hatte sich in einer Ecke zusammenkauert und jammerte vor sich hin. Ich stellte mich hinter ihn und begann, mit Prana-Psychotherapie an seiner Aura zu arbeiten. Zuerst entspannte sich die Umklammerung seiner Beine, danach der ganze Körper. Das Jammern ließ nach. Ein assistierender Psychologe nahm erstaunt wahr, wie sich negative Elementale aus der Aura des Kindes lösten. Ganz langsam fand der Junge zu einer aufrechten Haltung und flüsterte dann, dass er jetzt zu seiner Klasse zurückkehren wolle. Hand in Hand kamen wir dort an – zum großen Staunen seines Lehrers. Der Junge zeigte im ganzen folgenden Jahr kein auffälliges Verhalten mehr.

Prana-Psychotherapie ist eines der effektivsten energetischen Werkzeuge zur ätherischen, emotionalen und mentalen Hygiene. Sie kann überall dort angewandt werden, wo wir uns in vergifteten, schädlichen oder ätherisch verschmutzten Umfeldern befinden. Sie ist sehr wirksam in der Entfernung von negativen Gedankenformen, die durch die zunehmende Verbreitung von Drogen und Gewalt an Schulen und Arbeitsplätzen entstehen. Eltern können Prana-Psychotherapie einsetzen, um die Aura ihrer Kinder zu reinigen, wenn sie aus der Schule kommen. Ehepartner können einander nach anstrengenden Arbeitstagen helfen, und Menschen, die in vergifteten Situationen wie Krankenhäusern und Gefängnissen tätig sind, können sich gegenseitig dekontaminieren.
Außerdem hat Prana-Psychotherapie eine langfristig vorbeu-

gende Wirkung. Ich denke zum Beispiel an ein Vorschulkind, das an Trennungsangst litt. Auch Schulangst ist eine Spielart der Trennungsangst. Was man sonst für eine phobische Reaktion des Kindes auf die Schule hielt, sehen wir jetzt als Panikattacken, die das Kind befallen, wenn es von der Mutter getrennt wird. Die Wurzel des Problems liegt also tief im Unbewussten zwischen Mutter und Kind. Wenn das ignoriert wird, kann es eskalieren und in den folgenden Jahren zu Aufmerksamkeitsdefiziten, Leistungsschwächen und zwischenmenschlichen Problemen führen.

In diesem Fall weinte der Junge während des ganzen ersten Schultags so sehr, dass die Mutter bei ihm bleiben musste, so peinlich es ihr auch war. Am zweiten Tag, als er in eine Aufgabe vertieft war, schlich sie unauffällig ins benachbarte Klassenzimmer und lauschte. Als der Junge bemerkte, dass seine Mutter nicht mehr da war, war er völlig außer sich und hysterisch. Da die Lehrerin ihn nicht beruhigen konnte, musste die Mutter ihn mit nach Hause nehmen. Am nächsten Tag wollte er nicht unter dem Bett hervorkommen. Am vierten Tag rief die Mutter in der Schule an und bat um Hilfe. Sie machte mit unserem Team einen Termin aus.

Vor dem Termin scannten eine andere Lehrerin und ich die Chakras des Jungen über die Distanz hinweg. Um seine Panik zu mildern, wandten wir dann Prana-Psychotherapie an. Als Mutter und Sohn eintrafen, bat ich ihn, mit der Lehrerin ins Klassenzimmer zu gehen, während ich mit seiner Mutter sprach. Seine Mutter musste ihm versprechen, ihn nach dem Treffen wieder mit nach Hause zu nehmen, doch zu unserer Überraschung rutschte er schließlich von ihrem Schoß und zog Hand in Hand mit der Lehrerin ab. Obwohl die Mutter nach dem Gespräch zur Arbeit wollte, erinnerte sie sich an ihr Versprechen.

Als sie ihren Sohn in der Klasse abholen wollte, fand sie ihn glücklich mit anderen Kindern in eine Beschäftigung vertieft. Er hatte keine Lust mehr, mit ihr nach Hause zu gehen, und zeigte auch nie wieder Schulangst.

Prana-Psychotherapie arbeitet zwar an der Besserung psychischer Beschwerden, doch sie hat auch bemerkenswerte Auswirkungen auf den physischen Körper. Das Entfernen emotionaler Blockaden kann die Allgemeinverfassung eines Menschen erheblich verbessern. Ich arbeitete zum Beispiel mit einem 76-jährigen Mann, der diverse gesundheitliche Probleme hatte, unter anderem Epilepsie, einen Schlaganfall, Sprachstörungen und eine sich auflösende Wirbelsäule. Seit 60 Jahren litt er unter Emphysemen, und dafür bat er vor allem um Hilfe. In den ersten drei Wochen pranischen Heilens verbesserte sich seine Atmung deutlich, doch dann brach der Heilungsprozess plötzlich ab und kehrte sich sogar um, sodass er wieder Medikamente nehmen musste.

Ich sprach nun ausführlich mit ihm über die Ursache seiner Atemprobleme. Er erinnerte sich an einen Vorfall, als er 14 war. Emotional bewegt erzählte er davon, wie sein alkoholsüchtiger Vater versucht hatte, sich im Badezimmer umzubringen. Seine Mutter wollte hinein, doch die Tür war verschlossen. In ihrer Angst rief sie ihn, ihren Sohn, um Hilfe. Er quetschte sich durch das Badezimmerfenster und atmete dabei das Gas ein, an dem sein Vater zu ersticken drohte. Er schaffte es, seinen bereits bewusstlosen Vater zu retten, doch ein paar Monate später wurde bei ihm ein Lungenemphysem diagnostiziert (das heißt eine Überblähung der Lungenflügel, die das Ausatmen erschwert).
Die Erinnerung an den schrecklichen Zwischenfall blieb tief in seinem Unterbewusstsein erhalten. Die Behandlung mit Prana-Psychotherapie half ihm nicht nur, den emotionalen Schmerz loszulassen, sondern verbesserte auch deutlich seine Atmung.

Nach drei Monaten konnte er wieder täglich spazieren gehen, mit seiner Frau tanzen und Reisen unternehmen.
Manchmal wissen wir nicht, warum wir auf bestimmte Umwege geschickt werden, doch wir können davon ausgehen, dass die göttliche Intelligenz auf unerfindliche Weise wirkt. Das erfuhr ein junger Psychologe, der als Assistent in unserer psychiatrischen Klinik mit mir zusammenarbeitete: Eines Abends wurde ein Jugendlicher in die Abteilung eingeliefert. Man hatte ihn halb nackt in embryonaler Haltung unter einer Autobahnbrücke gefunden. Sein ausgezehrter Körper war von Wunden und Flöhen übersät. Er kommunizierte nicht und reagierte auf keinerlei Reize. Zum Zeitpunkt seiner Einlieferung gab es keine Hinweise auf seine Familie.

Als der Assistent dem Jungen sein Abendessen bringen wollte, fand er ihn auf dem Fußboden unter dem Waschbecken kauernd. Er redete leise und sanft auf ihn ein, stellte den Teller neben ihn und ging. Als er eine Weile später den Nachtisch brachte, sprach er wieder zu dem Jungen, der sich nicht bewegte und Augenkontakt vermied. Der Assistent stellte auch das Dessert auf den Boden und bemerkte, dass der Junge den anderen Teller nicht angerührt hatte. Er wollte schon gehen, da fiel ihm die Prana-Psychotherapie ein. Er beeilte sich, weil die Schwestern nicht sehen sollten, was er tat. Plötzlich bemerkte er eine große, unsichtbare Präsenz hinter sich. Offenbar behandelte er den Jungen nicht allein. Nach nur zwei Minuten des Ausstreichens und Reinigens hörte er Schritte auf dem Flur. Schnell verließ er das Zimmer. Später hörte er, dass der Junge friedlich in seinem Bett geschlafen hatte. Er erfuhr jedoch nie, was aus dem Jungen geworden war, denn bei seiner nächsten Schicht war der Junge weg und niemand wusste etwas über ihn.
In all diesen Fällen wurden schnell und effizient bemerkenswerte Ergebnisse erzielt, manchmal ohne dass die Beteiligten

davon wussten. Das bedeutet nicht, dass man die traditionellen psychotherapeutischen Praktiken hinter sich lassen sollte. Die sorgfältige Aufnahme der persönlichen Geschichte des Klienten (Anamnese) ist zum Beispiel äußerst wichtig, da sie uns viele Hinweise gibt, wo wir mit der Therapie ansetzen können. Prana-Psychotherapie verleiht dem therapeutischen Prozess vielmehr eine zusätzliche Dimension und kann hergebrachte Ansätze ergänzen und unterstützen.

Immer mehr Menschen werden sich der Wirkung von Prana bei emotionalen und mentalen Problemen bewusst. Master Choa Kok Sui hat vor allem in der Anwendung bei psychischen Beschwerden bahnbrechende Arbeit geleistet und zum Beginn eines Paradigmenwechsels in der Psychologie beigetragen.

Dieses »Praxisbuch der Prana-Psychotherapie« hat mich sowohl bei meiner Arbeit als auch in meinem persönlichen Leben sehr beeinflusst. Es ist konkret, direkt und frei von unverständlichen Fachausdrücken. Die leicht nachvollziehbaren Techniken können nach meiner Erfahrung bei manchen der schwierigsten psychologischen Probleme hilfreich sein. Außerdem bietet es den Klienten Möglichkeiten zur Selbsthilfe, mit denen sie zu ihrer eigenen Heilung beitragen.

Die für Master Choa Kok Sui so typische Demut und Spiritualität ist im vorliegenden Buch deutlich spürbar. Mit großer Hingabe arbeitet er darauf hin, den Menschen das pranische Heilen für ihr tägliches Leben näherzubringen. Dieses Buch trägt viel zum Erreichen dieses Zieles bei.

Mary D. Clark
Psychologin, Erziehungspsychologin, Paar- und Familientherapeutin, Arizona und Kalifornien, 17. September 1999

Vorwort von Dr. Sonia L. Dy

Es gibt unzählige Realitäten, die uns völlig unbekannt sind, unzählige Pfade, auf die sich bisher nur wenige wagten, und ebenso viele Wege, die noch unerforscht sind. Dieses Buch ist einer davon. Es will Verborgenes sichtbar machen; es lädt Sie ein und fordert Sie heraus, über die Grenzen festgefügter Denkschablonen und naturwissenschaftlicher Glaubenssätze hinauszugehen, um sich auf den Weg zu einer ganzheitlichen Sichtweise des Lebens zu machen.

Skeptiker oder Zweifler können kein Urteil über die Wirkungen der Prana-Psychotherapie abgeben, bevor sie nicht eigene Erfahrungen damit gemacht haben. Da es sich bei dieser Heilmethode sowohl um eine Wissenschaft als auch um eine Kunst handelt, sind Experimentierfreude sowie die Bereitschaft zu unermüdlichem Üben notwendig. Dieses Buch hat seinen Zweck erfüllt, wenn es Menschen hilft, sich für die grundlegenden Prinzipien dieser Heilweise zu öffnen, indem es sie sowohl mit physischen als auch metaphysischen Heilmethoden des menschlichen Energiefeldes vertraut macht. Das präsentierte Material eröffnet eine neue Dimension auf dem Gebiet der Psychotherapie.

Als ich zum ersten Mal mit Pranaheilung in Berührung kam, war ich mit den Ergebnissen, die ich bei meinen Klienten mit konventionellen Behandlungsmethoden erzielte, mehr als unzufrieden. Mein Interesse wurde dann durch das erste Buch von Choa Kok Sui geweckt, sodass ich an den Grund- und Fortgeschrittenenkursen teilnahm. Seither praktiziere ich seine Methode, die in diesem Buch nun einem breiteren Publikum zugänglich gemacht werden soll. In der Psychodynamik der Prana-Psychotherapie gibt es sowohl Ähnlichkeiten als auch bedeutsame Unterschiede zur konventionellen Psychotherapie. Ich habe beispielsweise festgestellt, dass es im Hinblick auf den Einfluss psychischer Zustände auf körperliche Prozesse, also was das weite Feld der psychosomatischen Erkrankungen betrifft, durchaus Berührungspunkte gibt. Hier zeigt sich, wie Gedanken und Gefühle, die durch bestimmte Lebenserfahrungen ausgelöst wurden, die körperliche Konstitution beeinflussen: Negative Gedankenmuster und Emotionen tragen unter anderem zur Entstehung von Magengeschwüren, Darmentzündungen, Herz-Kreislauf-Störungen, Atemwegserkrankungen (wie Asthma), Hautproblemen, Knochenkrankheiten und rheumatischer Arthritis bei.

Obwohl die Therapeuten mit ihrer jeweiligen Methode dieselben Symptome bei neurotischen Störungen feststellen, beurteilen sie die Gründe für die Erkrankung ganz unterschiedlich. Die Theorien der Pranaheiler über die Entstehung von Psychosen weichen völlig von denen der klassischen sowie der modernen Psychiatrie ab. Dessen ungeachtet kann die Prana-Psychotherapie bei fast allen psychisch erkrankten Menschen eingesetzt werden. Meine Erfahrungen haben mir gezeigt, dass die Klienten von einer Kombination aus Prana-Psychotherapie und konventioneller Behandlung ungemein profitieren können; im Rahmen der Fallbeispiele wird über viele der von mir behandelten Menschen berichtet. Bei etlichen trat bereits nach der ersten Pranaheilungs-Sitzung eine deutliche Linderung der Symptome ein, während andere sich erst ein oder zwei Tage nach der Behandlung besser fühlten. Hier sind zwei Fallbeispiele:

Morris klagte über schwere Erschöpfungszustände sowie über Depressionen und intensive Wutgefühle, die hauptsächlich dadurch ausgelöst wurden, dass er sich von einem Familienmitglied betrogen fühlte und darüber enttäuscht war. Nach nur einer Heilsitzung fühlte er sich sehr erleichtert, so als sei eine schwere Last von seiner Brust genommen worden. Seine physische Kraft kehrte zurück, er fühlte sich sowohl körperlich als auch emotional mit neuer Energie aufgeladen.

Beim nächsten Klienten handelte es sich um einen Geschäftsmann – ein Manager in mittlerer Position –, der in einer sehr konkurrenzträchtigen Branche tätig war. Er konsultierte mich wegen Schlafstörungen, migräneartigen Kopfschmerzen, einem Druckgefühl auf der Brust und schweren Erschöpfungszuständen. Wir fanden heraus, dass seine Symptome durch den ungeheuren beruflichen Stress verursacht wurden. Beim Scannen des Klienten stellte ich fest, dass sein Solarplexus- und sein Nabelchakra verstopft waren. Nach Anwendung der Prana-Psychotherapie verspürte er Erleichterung und rief aus: *»Gumaan ang pakiramdam ko!«* (»Ich fühle mich leicht!«)

Methoden wie Prana-Atmung, die *Meditation über zwei Herzen* und kreatives Visualisieren können Klienten unter fachkundiger Anleitung leicht erlernen, da es sich um effektive, aber einfache Techniken handelt. So beschleunigt die aktive Mitarbeit des Klienten zusammen mit seinem Wissen um die Psychodynamik des Aura-Scanning die Heilung beträchtlich. Neben den interessanten Kapiteln über die Heilung von Angst- und Spannungszuständen, Süchten und anderen psychischen Erkrankungen geht dieses Buch auch ausführlich auf die gesundheitlichen Risiken ein, die dem Psychotherapeuten bei seiner Arbeit drohen, und zeigt Möglichkeiten auf, diese zu vermeiden.

Ein weiteres Thema dieses Buches ist das Heilen durch Gebete. Es gibt allen im Heilberuf tätigen Menschen, die ihren Horizont erweitern möchten, die Möglichkeit, den spirituellen und religiösen Aspekt des Heilens zu erfahren.

Prana-Psychotherapie ist ein lohnendes Objekt für die psychologische Forschung, und so möchte ich diese Gelegenheit nutzen, um unsere Kollegen und Kolleginnen aus der Medizin und Psychiatrie einzuladen, die segensreichen Auswirkungen dieser jahrtausendealten Wissenschaft und Heilkunst persönlich zu überprüfen. Zweifellos könnte damit ein wertvoller Beitrag zur modernen Medizin geleistet und damit allen an diesen Krankheiten leidenden Menschen sehr geholfen werden.

Dr. Sonia L. Dy
Psychiaterin
St. Cruz, Metro Manila, 8. Dezember 1988

Einleitung

Es gibt mehr Dinge zwischen Himmel und Erde,
Horatio, als eure Schulweisheit sich träumen lässt.
SHAKESPEARE, *Hamlet*

Dieses Buch ist eine Fortsetzung der Bücher *Grundlagen des Pranaheilens* und *Die hohe Kunst des Pranaheilens.* Während dort der Schwerpunkt auf den *körperlichen* Krankheiten liegt, geht es im vorliegenden Band vor allem um die Behandlung *psychischer* Störungen. Prana-Psychotherapie ist nichts anderes als angewandtes Pranaheilen zur Verhütung, Linderung und Heilung psychischer Beschwerden. Ungeachtet der ungeheuren Fortschritte auf wissenschaftlichem und medizinischem Gebiet ist die Behandlung von Krankheiten wie Alkoholismus, Drogensucht, Depressionen und anderen psychischen Leiden nach wie vor kostspielig, schwierig und langwierig.

Ziel der Prana-Psychotherapie ist es, die moderne Medizin durch Anwendung jahrtausendealter esoterischer Prinzipien und Techniken zu ergänzen und das Leiden von Millionen psychisch kranker Menschen zu lindern.

Eines der häufigsten psychischen Leiden unserer Zeit ist Stress am Arbeitsplatz und in der Familie. Es ist auch die Hauptursache für das Scheitern von Ehen. Hier möchte die Prana-Psychotherapie helfen, Beziehungen innerhalb der Familie durch effektive Behandlung der Stressursachen zu erhalten und zu verbessern.

Einige der in diesem Buch vorgestellten Prinzipien mögen dem Leser neu und fremd erscheinen. Deshalb möchte ich Sie bitten, eine vorurteilsfreie und dennoch kritische Haltung einzunehmen. Ein intelligenter Leser ist weder engstirnig noch leichtgläubig, sondern liest mit wachem Verstand. Das wichtigste Kriterium zur Beurteilung der hier beschriebenen Heilweise ist ihre Wirkung. Den Geschmack eines Puddings kann man allerdings auch nur durch Probieren herausfinden. Da nützt kein Gerede und keine Spekulation.

Um die im Folgenden vorgestellten Heiltechniken effektiv einsetzen zu können, sollte man unbedingt die mittlere Stufe des Pranaheilens beherrschen. Alle, die noch keine Erfahrungen mit dieser Heilmethode besitzen, sollten zunächst mehrere Monate lang die Grund- und Mittelstufe des Pranaheilens praktizieren. Sie können dann mit der Behandlung relativ leichter psychischer Beschwerden wie Stress- und Spannungszuständen, Trauer, Phobien und leichten Depressionen experimentieren. Schwerere psychische Erkrankungen gehören jedoch in die Hände eines sehr erfahrenen Pranaheilers.

M. C. K. S.

1. KAPITEL

Die Hauptchakras und ihre psychischen Funktionen

Die Hauptchakras korrespondieren mit bestimmten psychologischen Funktionen. Durch die Behandlung der Chakras wird der Mensch geheilt.
M. C. K. S.

Die Grundtechniken und die Fortgeschrittenenstufe des Pranaheilens befassen sich mit der Behandlung körperlicher Beschwerden. In der Prana- Psychotherapie wird das Pranaheilen dagegen zur Behandlung psychischer Störungen eingesetzt. Man könnte auch sagen, dass die Prana-Psychotherapie eine Hilfe für Menschen ist, die unter Stress, Depressionen, Alkoholismus, Drogensucht oder anderen psychischen Krankheiten leiden. Ihre Prinzipien und Techniken tragen auch zur Verbesserung von familiären Beziehungen bei und helfen in Beziehungskrisen.

Um die Prana-Psychotherapie zu verstehen, muss man die 11 Hauptchakras und ihre psychischen Funktionen kennen. Diese Energiezentren kontrollieren und energetisieren nicht nur die inneren Organe, sondern beeinflussen auch die psychische Konstitution. Alle Hauptchakras korrespondieren mit bestimmten psychologischen Funktionen. Durch die Behandlung der Chakras wird der Mensch geheilt.

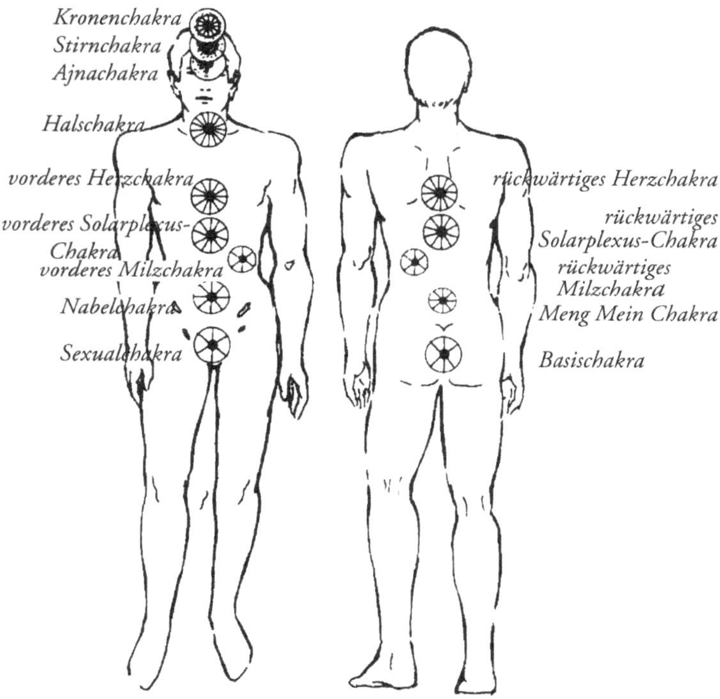

Abb. 1.1: Die 11 Hauptchakras

Basischakra

Das Basis- oder Wurzelchakra sitzt am unteren Ende der Wirbelsäule. Es ist das Zentrum der Selbsterhaltung, des instinktiven Überlebens. Menschen, die depressiv oder suizidal sind, haben ein erschöpftes und zu wenig aktiviertes Basischakra. Das gilt auch für Menschen, die den Kontakt mit der physischen Realität verloren haben bzw. erheblich realitätsfern sind. Auch Menschen, die trotz ihrer Qualifikationen und guter Gesundheit

keine Arbeit finden, haben ein zumindest teilweise erschöpftes und zu wenig aktiviertes Basischakra.
Die Ausübung des Berufs ist überlebenswichtig. Wenn ein Mensch Schwierigkeiten hat, eine Arbeit zu bekommen oder seine Arbeit zu leisten, muss das Basischakra behandelt werden.

Eines Tages kam ein Mann zu mir, der unter einem riesigen Schuldenberg litt. Sein Basischakra war erschöpft und zu wenig aktiviert. Nach einigen Behandlungen verbesserte sich seine Arbeitsleistung und seine Produktivität im Lauf von zwei Monaten so sehr, dass er bald darauf befördert wurde. Von seinem höheren Einkommen konnte er jetzt besser seine Schulden abzahlen.

Hat ein Mensch suizidale Tendenzen, dann ist das Basischakra klein und erschöpft. Die Aktivierung des Basischakras kann einen Menschen davor bewahren, sich umzubringen. Wenn es groß und stark ist, ist es fast unmöglich, sich zu töten, da hier der instinktive Selbsterhaltungstrieb sitzt.

Hyperaktive Kinder haben oft ein überaktives Basischakra. Manche Kinder werden ruhiggestellt, um die Hyperaktivität unter Kontrolle zu bringen, doch diese Art von Behandlung ist zweifelhaft. Wenn man einfach das Basischakra reinigt und es verkleinert, wird sich das Kind beruhigen. Hat sich das Kind dann wieder unter Kontrolle, sollte man jedoch aufhören, das Basischakra in seiner Funktion einzuschränken, denn es steuert auch das körperliche Wachstum und die geistige Entwicklung.

Eine bessere Lösung bei Hyperaktivität ist die Verteilung der Energie vom Basischakra aufwärts Richtung Kronenchakra sowie in die Arme und Beine. Ist das Basischakra auf diese Weise entstaut und kleiner geworden, braucht es nicht mehr gedämpft zu werden. Wenn das Basischakra überaktiviert ist, weil die höheren Chakras teilweise blockiert sind, ist diese Technik hilfreich. Auch Menschen mit Schlafstörungen haben ein überaktives Basischakra. Um ihnen Schlaf zu schenken, reinigen wir das Basischakra und das Solarplexus-Chakra und dämpfen beide in ihrer Funktion.

Das Basischakra ist nicht nur das Zentrum der Selbsterhaltung – hier finden wir auch das Zentrum für dynamische Aktivitäten. Besonders agile Manager und andere Menschen, die beruflich erfolgreich sind, haben häufig sehr aktive und energetisierte Wurzelchakras.

Menschen mit einem kleinen und erschöpften Basischakra haben die Tendenz, Pläne zu entwickeln, die sie nicht umsetzen. Sie neigen zu Zögerlichkeit und verschleppen die Dinge. Dann muss das Basischakra aktiviert werden, denn hier ist das Zentrum für Aktivität.

Sexualchakra

Das Sexual- oder Sakralchakra sitzt direkt oberhalb des Schambereichs. Es ist das Zentrum des sexuellen Instinkts. Menschen mit starkem Sexualchakra haben in der Regel ausgeprägte sexuelle Triebe.

Wenn ein Mensch Probleme damit hat, seine sexuellen Triebe zu beherrschen, behandeln wir das Sexualchakra und das Nabelchakra und dämpfen dann das Sexualchakra in seiner Funktion. Das wird dem Klienten helfen, seinen sexuellen Trieb besser unter Kontrolle zu bringen. Ist dagegen jemand impotent oder frigide, reinigen, energetisieren und aktivieren wir das Sexualchakra.

Geistig zurückgebliebene Menschen haben ein sehr erschöpftes Sexualchakra, denn ein gesundes, starkes Sexualchakra ist die Voraussetzung für ein gesundes, starkes Halschakra, das seinerseits für die Entwicklung der geistigen Fähigkeiten benötigt wird. Daher ist es sehr wichtig, bei geistig Zurückgebliebenen über längere Zeit hinweg das Sexualchakra zu behandeln.

Nabelchakra

Das Nabelchakra sitzt am Nabel. Es ist das Zentrum des instinktiven Wissens. Wenn jemand beispielweise Karate oder andere Kampfkünste praktiziert, denkt er nicht über die nächste Bewegung nach, sondern weiß instinktiv, wie er seinem Gegner zu begegnen hat.

Wenn das Nabelchakra verschmutzt ist oder nicht gut funktioniert, kann das den Energiefluss vom Sexualchakra zu den höheren Chakras blockieren. Dieser Mensch kann dann einen übermäßigen sexuellen Trieb entwickeln.

Meng Mein Chakra

Das Meng Mein Chakra sitzt auf der Rückseite des Nabels. Es reguliert den Fluss pranischer Energie vom Basischakra zu den höheren Chakras. Dieses Energiezentrum sollte möglichst nur von erfahrenen Pranaheilern behandelt werden. Bei Kleinkindern darf es überhaupt nicht behandelt werden, weil das Schädigungen hervorrufen könnte. Auch bei älteren Kindern, alten Menschen und Schwangeren ist es wegen der möglichen Nebenwirkungen nicht ratsam, dieses Zentrum zu aktivieren; man sollte hier kein unnötiges Risiko eingehen.

Sind Sie einmal jemandem begegnet, der in seiner Wut über beinahe übernatürliche körperliche Kräfte verfügte? Gewalttätige Menschen haben ein überaktives Meng Mein Chakra. Dieses

Chakra reguliert nämlich die Adrenalindrüsen; dort werden bestimmte Hormone erzeugt, die uns außerordentliche Kräfte verleihen können. Außerdem sind das Solarplexus-Chakra und das Basischakra an diesem Phänomen beteiligt.

Die »Heiltechnik der Meister« (siehe *Die hohe Kunst des Pranaheilens*) umfasst die Aktivierung des Basischakras und des Meng Mein Chakras. Wenn das Wurzelchakra, das Meng Mein Chakra und das Solarplexus-Chakra groß und stark sind, wird ein Mensch emotional aufgeregt und verfügt über enorme Körperkräfte. Was tun wir mit Menschen, die gewalttätig sind? Wir reinigen die Vorder- und die Rückseite des Solarplexus-Chakras, das Meng Mein Chakra und das Basischakra. Wir dämpfen das Meng Mein Chakra und das Solarplexus-Chakra, dann wird sich der Mensch allmählich beruhigen.

Milzchakra

Das vordere Milzchakra sitzt mittig auf der linken untersten Vorderrippe, also unter der linken Brust. Das rückwärtige Milzchakra sitzt auf dem Rücken an der genau gegenüberliegenden Stelle.

Niedergeschlagene Menschen haben ein erschöpftes Milzchakra. Es beeinflusst das körperliche und psychische Energieniveau eines Menschen. Wenn es klar und hochaktiv ist, wird sich der Mensch kräftig und gesund fühlen. Ist es schwach, wird er sich kraftlos fühlen.

Solarplexus-Chakra

Das vordere Solarplexus-Chakra sitzt in der Kuhle zwischen den Vorderrippen unterhalb des Brustbeins. Das rückwärtige Solarplexus-Chakra sitzt diesem genau gegenüber auf dem Rücken. Das Solarplexus-Chakra ist das Zentrum der niederen Emotionen wie Wut, Hass, Reizbarkeit, Trotz, Besorgtheit, Angst, Anspannung, Egozentrik, Aggressivität usw. Der Ausdruck »niedere Emotionen« ist hierbei nicht wertend gemeint.

Wenn ein Mensch physisch gewalttätig wird, sind das Solarplexus-Chakra, das Meng Mein Chakra und das Basischakra überaktiviert. Doch die Hauptrolle spielt dabei das Solarplexus-Chakra. Durch die Normalisierung dieses Chakras (durch Reinigung und Energetisierung) kann dieser Mensch in kurzer Zeit besänftigt werden. Bei der Heilung psychischer Beschwerden wird dieses Chakra meistens (jedoch nicht immer) behandelt. Leidet ein Mensch unter Stress oder hegt er gegen andere Menschen einen tiefen Groll, dann verstopft dieses Chakra mit schmutziger Energie.

Das Solarplexus-Chakra ist auch das Zentrum für Wagemut, Beharrlichkeit und den Wunsch, zu siegen. Es ist das »Ich-Zentrum« im Sinne von »Ich will dies ...« und »Ich brauche das ...«. Um erfolgreich zu sein, muss das Solarplexus-Chakra gut aktiviert sein. Hier sitzen auch die Zielstrebigkeit und der niedere Wille. Für den Durchschnittsmenschen ist es *das* Kraftzentrum.

Herzchakra

Das vordere Herzchakra sitzt auf Höhe des Herzens in der Mitte der Brust. Das rückwärtige befindet sich genau gegenüber auf dem Rücken. Während das Solarplexus-Chakra der Sitz der niederen Emotionen ist, sind im Herzchakra die höheren Gefühle angesiedelt, zum Beispiel Friedfertigkeit, Gelassenheit, Freude, Mitgefühl, Güte, Sanftmut, Fürsorglichkeit, Rücksichtnahme, Geduld, Sensibilität etc. Durch die Aktivierung des Herzchakras können niedere emotionale Energien in höhere umgewandelt werden. Deswegen müssen psychisch kranke Menschen über mehrere Monate hinweg zweimal täglich die *Meditation über zwei Herzen* üben. Noch besser ist es, wenn sie sie lebenslang täglich praktizieren.

Auch mithilfe der Akupunktur können hysterische Menschen durch die Stimulierung bestimmter – das Herzchakra aktivierender – Punkte beruhigt werden.

Wenn wir mithilfe der Pranaheilung einen Menschen beruhigen oder empfänglich machen wollen, aktivieren wir das Herzchakra. Das verleiht der Person ein Gefühl inneren Friedens. Es unterstützt auch eine Reinigung des Solarplexus-Chakras.

Im Gegensatz zu dem auf das Selbst orientierten Solarplexus-Chakra ist das Herzchakra auf andere bezogen. »Was sind die Bedürfnisse der anderen?«, »Was denken die anderen?«, »Wie geht es den anderen?« – das sind typische Fragen. Beides, die Orientierung auf das Selbst und die Orientierung auf andere, ist gleich wichtig. Wenn Sie ein Gleichgewicht zwischen den materiellen und den spirituellen Aspekten des Lebens anstreben, müssen Solarplexus-Chakra und Herzchakra gleichmäßig stark sein.

Falls Ihr Herzchakra überentwickelt und das Solarplexus-Chakra unterentwickelt ist, besteht die Tendenz, dass Sie von anderen Menschen ausgenutzt werden. Ist das Solarplexus-Chakra stärker als das Herzchakra, neigt man zu Selbstsucht und Rücksichtslosigkeit. Psychische Gesundheit erfordert ein Gleichgewicht zwischen diesen beiden Chakras, zwischen liebender Güte und Wahrung der eigenen Interessen.

Halschakra

Dieses Chakra befindet sich in der Mitte des Halses. Es ist das Zentrum der niederen mentalen Kräfte, die alle konkreten, exakten Denkprozesse steuern, zum Beispiel beim Studieren, Planen, Zeichnen etc. Es ist auch das Zentrum der höheren Kreativität, im Gegensatz zur »physischen Kreativität« oder Zeugungsfähigkeit des Sexualchakras. Bei einem starken, aktiven Halschakra ist normalerweise auch das Sexualchakra ziemlich aktiv. Das Sexualchakra und das Halschakra sind eng miteinander verbunden. Deshalb haben Künstler und kreativ Schaffende, aber auch Politiker und erfolgreiche Geschäftsleute oft gleichzeitig ein hoch entwickeltes Halschakra und einen ausgeprägten sexuellen Trieb. Es ist unmöglich, sehr kreativ zu sein und ein gering entwickeltes Sexualchakra zu haben, das heißt impotent oder frigide zu sein. Der Umkehrschluss gilt jedoch nicht: Ein stark aktiviertes Sexualchakra muss nicht mit einem ebenso starken Halschakra einhergehen. Doch sexuelle Energie kann auch sublimiert werden, indem man sie in das Halschakra zieht.

Ein Mensch, der sich zu viel Sorgen macht, hat ein überaktives Halschakra. Demzufolge wird er übermäßig pingelig. Welche Chakras behandeln wir, um so einem Menschen zu helfen? Das Hals- und das Solarplexus-Chakra.

Ajnachakra

Dieses Chakra befindet sich zwischen den Augenbrauen und ist das Zentrum der höheren mentalen Kräfte und des abstrakten Denkens, mit dem wir Konzepte und Prinzipien begreifen. Hier wird auch der höhere Willen gesteuert.
In manchen Fällen ist es notwendig, dieses »Willenschakra« in einem Menschen zu aktivieren. Es hilft bei der Regulierung des

Denkens und der Gefühle. Viele Menschen haben unregulierte, chaotische Gefühle. Dieses Problem kann durch eine Aktivierung des Ajnachakras behoben werden.
Das Ajnachakra ist das Zentrum für die höhere Willenskraft, während der Solarplexus der Sitz der niederen Willenskraft ist. Die Kraft des Durchschnittsmenschen kommt aus dem Solarplexus, während der Wille eines hoch entwickelten, feinsinnigen Menschen vom Ajnachakra ausgeht. Diese beiden Chakras sind eng miteinander verbunden und beeinflussen sich gegenseitig. Wenn das eine unter Spannung gerät, spannt sich das andere ebenfalls an.

Stirnchakra

Dieses Chakra kontrolliert das Nervensystem und ist das Zentrum des niederen kosmischen oder buddhischen Bewusstseins. Hier sitzt auch die niedere Intuition und Weisheit. Die Aktivierung des Stirnchakras verleiht Zugang zur spirituellen Welt.

Kronenchakra

Dieses Chakra befindet sich an der Schädeldecke. Es steuert die Gehirnaktivität und ist das Zentrum des höheren kosmischen oder buddhischen Bewusstseins. Es ist das Zentrum der höheren Intuition. Das buddhische Bewusstsein manifestiert sich als »unmittelbare Erkenntnis oder unmittelbare Wahrnehmung«, also ein Wissen, das nicht auf Erlerntem beruht. Was man im buddhischen Bewusstsein in ein paar Minuten lernt, lässt sich kaum in Worte fassen, und wenn, bräuchte man Wochen, wenn nicht Monate dafür. Menschen, die nur ihre mentalen Fähigkeiten entwickelt haben, müssen sich mühsam durch ein Problem hindurcharbeiten, während jemand mit einem auch nur teilweise entwickelten buddhischen Bewusstsein in kürzester

Zeit einen Überblick über das Problem und seine Lösungsmöglichkeiten gewinnt. Dann verwendet er seine mentalen Fähigkeiten, um die Realisierbarkeit der Lösungen und ihre Umsetzung zu bedenken.
Leider fördert unser gegenwärtiges Bildungssystem kaum dieses buddhische Bewusstsein oder die Fähigkeit der unmittelbaren Wahrnehmung, die auf nicht-rationalem Weg zu Lösungen findet. Unmittelbare Wahrnehmung und Intuition funktionieren nicht logisch oder vernünftig. Diese Fähigkeiten sind jenseits davon: Sie transzendieren Logik und Vernunft.

Im Verhältnis zu einem Menschen mit buddhischem Bewusstsein gleicht ein mental orientierter Mensch einem Blinden. Will ein Blinder eine Vorstellung von einem Elefanten gewinnen, braucht er viel Zeit, um den ganzen Elefanten abzutasten und diese sensorischen Informationen umzusetzen. Ein Mensch, der sehen kann, nimmt die Form des Elefanten dagegen unmittelbar wahr. Buddhisches Bewusstsein bedeutet, etwas nicht durch langwieriges Studieren, induktives oder deduktives Denken, sondern durch *direkte Wahrnehmung* zu begreifen.

Das Kronenchakra ist auch das Zentrum der göttlichen oder universellen Liebe. Es ist der Sitz der Erkenntnis der Seele, der Erleuchtung. Es ist der Eintrittspunkt, an dem spirituelle Energie in den Körper fließt. Wenn das Kronenchakra hoch entwickelt ist, entsteht ein goldener Lichtkranz, ein »Heiligenschein« um den Kopf herum, wie wir ihn auf Abbildungen von Heiligen aller Religionen finden.

Die 11 Hauptchakras und ihre psychischen Funktionen

Name des Chakras	Psychische Funktion
1. Basischakra	➤ Überlebensinstinkt ➤ Dynamische Aktivität
2. Sexualchakra	➤ Fortpflanzungsinstinkt ➤ Sexueller Trieb ➤ Niedere Kreativität
3. Nabelchakra	➤ Instinktives Wissen
4. Meng Mein Chakra	➤ Reguliert den Fluss pranischer Energie vom Basischakra zu den höheren Chakras
5. Milzchakra	➤ Energetisiert
6. Solarplexus-Chakra	➤ Niedere Emotionen ➤ Zielstrebigkeit ➤ Kraftzentrum des gewöhnlichen Menschen, niedere Willenskraft
7. Herzchakra	➤ Zentrum für höhere Emotionen wie Liebe und Frieden
8. Halschakra	➤ Konkrete mentale Fähigkeiten ➤ Höhere Kreativität
9. Ajnachakra	➤ Abstrakte mentale Fähigkeiten ➤ Steuerungszentrum ➤ Höhere Willenskraft
10. Stirnchakra	➤ Niedere buddhische Fähigkeiten ➤ Zentrum der Weisheit
11. Kronenchakra	➤ Zentrum der göttlichen Liebe ➤ Seelen-Erkenntnis ➤ Eintrittspunkt für spirituelle Energie

2. Kapitel

Grundlegende Prinzipien und Techniken

Und sein Ruf verbreitete sich in ganz Syrien.
Man brachte Kranke mit den verschiedensten
Gebrechen und Leiden zu ihm,
Besessene, Mondsüchtige und Gelähmte,
und er heilte sie alle.
Matthäus 4,24

Die meisten Wissenschaftler nehmen an, dass das Leben nur in physischer Form existiert. Sie schicken Raumschiffe zu anderen Planeten und halten nach Zeichen physischen Lebens Ausschau, ohne zu bedenken, dass Leben auch in energetischer oder ätherischer Form existieren könnte. Hellseherische Nachforschungen haben ergeben, dass Leben auch in ätherischer (energetischer) Form existiert. Es gibt ätherische Wesen von unterschiedlichem Bewusstseins- und Entwicklungsniveau.
M. C. K. S.

Um die Wirkungsweise der Prana-Psychotherapie zu verstehen, muss man sich mit verschiedenen esoterischen Konzepten vertraut machen. Dies sind:

1. die Chakras (oder Hauptenergiezentren) mit ihren psychischen Funktionen
2. die Wirkung traumatischer psychischer Energien und Gedankenformen
3. die Schutznetze der Chakras
4. negative ätherische Elementale und ätherische Parasiten

Traumatische psychische Energien und Gedankenformen

Alles, was wir erfahren, denken oder fühlen, bringt psychische Wesenheiten hervor, die als *Gedankenformen* oder *Gedanken-Entitäten* bezeichnet werden. Der Begriff der »Gedanken-Entitäten« ist korrekter, weil sie lebendige Wesen sind. Das bedeutet also, dass unsere Gedanken und Gefühle etwas Reales sind, das auf uns selbst wie auch auf andere Menschen positiv oder negativ einwirkt. Wenn Sie etwas Positives denken, wird dieser Gedanke eine positive Wirkung auf Sie haben. Negatives Denken wird natürlich einen negativen Effekt nach sich ziehen.

Wenn Sie ein traumatisches Erlebnis hatten, setzen sich die dadurch produzierten traumatischen Energien in verschiedenen Chakras fest, was sich im Lauf der Zeit in Form von Stresssymptomen oder Phobien äußern kann. Diese traumatischen Energien besitzen einen gewissen Bewusstseinsgrad und werden auch als *traumatische Gedanken-Entitäten* bezeichnet. Eine Phobie ist nichts weiter als eine traumatische Angstenergie, eine »Angstgedankenform«, die in einem bestimmten Chakra gespeichert wurde. Wird diese phobische Gedankenform oder Angstenergie von einem Pranaheiler teilweise oder vollständig entfernt, erfährt die Person eine deutliche Besserung ihres Zustandes.

Eine traumatische Erfahrung kann immer wiederkehrende Gedanken und Gefühle der Angst, Wertlosigkeit, Verunsicherung, Sinnlosigkeit oder Teilnahmslosigkeit zur Folge haben. Im Lauf der Zeit bringt das negative Denken und Fühlen negative Gedanken-Entitäten hervor; sie können sich schließlich als Depressionen manifestieren, die den Betreffenden in seiner Lebensführung stark beeinträchtigen.

Die phobischen Gedanken-Entitäten sitzen in den gestauten Bereichen des Solarplexus-Chakras und des Kronenchakras. Auch Zwänge rühren von mächtigen Gedanken-Entitäten her, die sich in den beiden genannten Chakras festgesetzt haben.

Chakras, Schutznetze und negative Elementale

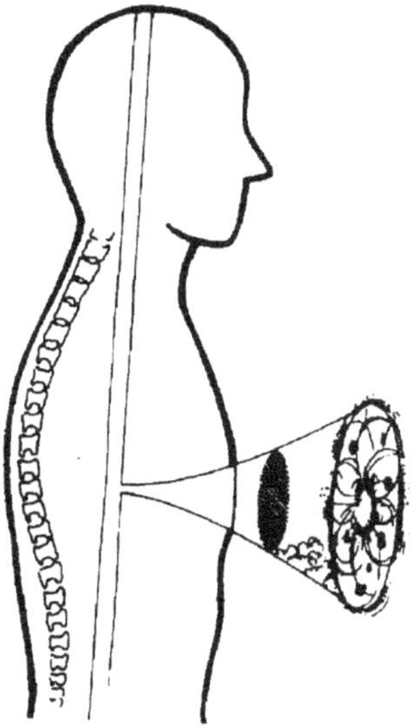

Abb. 2.1: Schutznetz sowie mit negativen psychischen Energien angefülltes Chakra

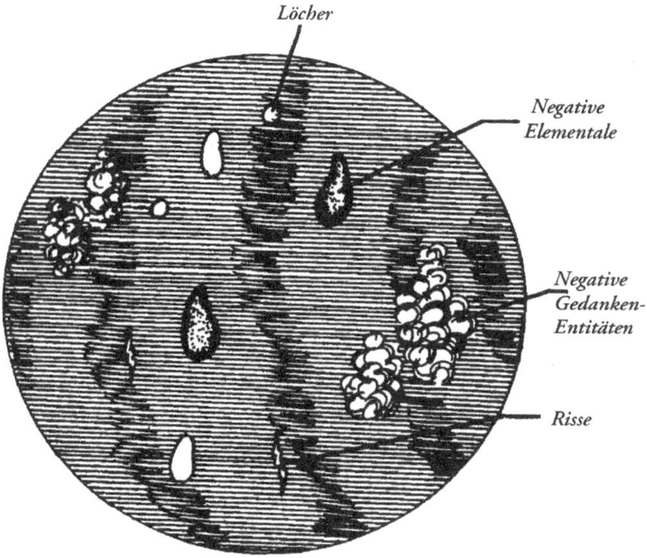

Abb. 2.2: Schutznetz mit Rissen und Löchern, durch die negative Gedanken-Entitäten und Elementale eingedrungen sind.

Obwohl die im Schutznetz und im Chakra nistenden Elementale nur wie winzige graue oder dunkle Wölkchen aussehen, enthalten sie eine Menge negativer psychischer Energie, die sich in Form von Phobien, Depressionen, Gewalttätigkeit, Angst, Zwanghaftigkeit usw. manifestieren kann. Wenn sich ein hellsichtiger Mensch auf diese Elementale konzentriert, nimmt er die Inhalte dieser Gedankenformen sowohl mental als auch emotional intensiv wahr. Man sollte sich stets darüber im Klaren sein, dass es sich bei diesen negativen Elementalen um nichts anderes als unterdrückte Traumata oder gespeicherte negative Gedanken und Gefühle handelt. Negative Elementale sind negative psychische Entitäten, die eine Person veranlassen, sich unnormal zu verhalten.

Hinter der Oberfläche jedes Chakras, in der Nähe der Körperoberfläche befindet sich ein energetisches »Gewebe«, das im Durchmesser etwa 2 bis 3 Zentimeter kleiner ist als die Chakra-Oberfläche. Wir bezeichnen es als *ätherisches Netz* oder *Schutznetz,* weil es wie ein Filter wirkt und den Menschen vor negativen äußeren Einflüssen schützt.

Wenn ein Mensch über längere Zeit negative Gedanken oder Gefühle hegt oder negative Angewohnheiten hat, dann bekommen diese Schutzgewebe Risse oder Löcher. Da dieser Mensch voller negativer Gedanken und Gefühle ist, zieht er auch negative Entitäten an, die durch diese Risse oder Löcher in ihn eindringen können. Dann unternimmt er vielleicht Dinge, die er normalerweise nicht tun würde. Zum Beispiel reißen die Schutznetze, wenn jemand sehr wütend ist. In dem Augenblick, da die Wut zum Ausdruck gebracht wird, werden wütende Entitäten angezogen und heften sich durch die gerissenen Netze an die Person an.

Bei Menschen mit leichteren psychischen Beschwerden sind nur kleine Spaltrisse in den Schutznetzen zu finden, während sie bei schwerwiegenden Erkrankungen große Löcher aufweisen können. Das macht den Betreffenden empfänglich für »psychische Störungen« oder für das Eindringen negativer psychischer Entitäten oder Elementale. Im christlichen Sprachgebrauch werden diese Kräfte auch »böse Geister« genannt. Ich möchte den Begriff »Dämonen« in diesem Zusammenhang jedoch vermeiden, weil er hart klingt und keinen rechten Eindruck von dem tatsächlich vorliegenden Problem vermittelt. In der Bibel finden wir jedoch zahlreiche Geschichten von psychisch schwer kranken Menschen, die durch das Entfernen negativer Elementale geheilt wurden.

Es gibt Wesen, die in energetischer Form existieren und die kein voll entwickeltes Bewusstsein haben. Wir nennen sie *Elementale* und treffen sie vor allem in Menschen mit psychischen Problemen an. Sie sind energetische Parasiten, die Menschen mit negativen psychischen Energien als »Wirte« brauchen. In den Chakras psychotischer Menschen kann man viele negative Elementale finden. Um den Menschen zu heilen, müssen die negativen Elementale entfernt und aufgelöst werden.

Was ist der *Unterschied* zwischen einer *Gedanken-Entität* und einem *Elemental?* Eine Gedanken-Entität ist ein künstliches Wesen, das wir erzeugen, während Elementale natürlicherweise vorkommende niedere Wesen der unsichtbaren Welten sind.

Diese negativen Elementale können mehrere Millimeter bis einige Zentimeter groß sein, je nachdem, um welche Art es sich handelt und wie stark sie den Kranken beeinflussen. Sie wirken durch die Löcher und Risse der Schutznetze auf die Person ein. Obwohl sie einem aus dem Gleichgewicht geratenen Menschen erhebliche Schwierigkeiten bereiten können, sind sie eigentlich recht schwach und können von erfahrenen Pranaheilern leicht entfernt werden. Man könnte diese negativen Elementale auch als ätherische Parasiten oder ätherisches Ungeziefer bezeichnen. Ein guter Pranaheiler kann sie durch Willenskraft in Kombination mit elektrisch-violetter Prana-Energie leicht auflösen.

Wenn Sie als Heiler tätig sind, können die Elementale wegen Ihres Schutznetzes nicht in Sie eindringen. Sie laufen also nicht Gefahr, während des Heilungsprozesses selbst kontaminiert zu werden. Außerdem ist das Schutznetz so geschaffen, dass es automatisch stärker wird, wenn es energetische Eindringlinge spürt.

Der Unterschied zwischen einem hellsichtigen und einem geistig gestörten Menschen besteht darin, dass bei Ersterem das ätherische Schutznetz ziemlich dünn ist und leicht geöffnet werden kann, wenn die medialen Fähigkeiten eingesetzt werden sollen. Danach wird das Netz wieder geschlossen. Das kann unterbewusst oder bewusst geschehen. Man könnte es mit einer Jalousie vergleichen, die willentlich geöffnet oder geschlossen werden kann. Der Hellsichtige hat seine Gefühle weitestgehend gemeistert, insbesondere die Angst. Er kann dadurch Engel, Feen und Elementale sehen, ohne dadurch aus dem Gleichgewicht zu geraten. Ein »Verrückter« dagegen hat so verletzte Schutznetze, dass sie permanent offen sind, was ihn sehr anfällig für äußere Einflüsse macht. Er wird ständig von negativen Gedankenformen, Elementalen und negativen Schwingungen körperloser Wesen beeinflusst, gestört oder gequält. Er sieht schreckliche Dinge oder hört unangenehme Stimmen.

Die Risse oder Löcher in den Schutznetzen werden durch gewohnheitsmäßiges negatives Denken oder Fühlen sowie negative Angewohnheiten verursacht. Halluzinogene Drogen führen zum teilweisen Verbrennen der Schutznetze. Verwendet ein Mensch ohne spirituelles Training solche Drogen, wird er mit großer Wahrscheinlichkeit unangenehme Erfahrungen machen.

Intensive Wut verursacht insbesondere Risse in den Schutznetzen des Solarplexus-Chakras und des Ajnachakras, manchmal auch des Kronenchakras, und zieht sehr gewalttätige negative Elementale an. Diese können dann durch die Löcher und Risse der Schutznetze ins Feld der Person eindringen und sich an sie heften. Ein solcher Mensch wird dann von Zeit zu Zeit »verrückt« und tut schreckliche Dinge, die er normalerweise niemals tun würde. Wie lange diese negativen Elementale an einer Person haften bleiben, hängt vom Charakter oder Temperament des Betroffenen ab. Neigt er ohnehin zu häufigen Wutausbrüchen, so kann seine »Verrücktheit« zu einem relativ permanenten Zustand werden. Diese Elementale nähren sich von Wut, das heißt, sie brauchen Wutenergie, um zu überleben, und stacheln ihren »Wirt« daher zu regelmäßigen Wutausbrüchen an.

Grundtechniken der Pranaheilung

In der Grund- und Mittelstufe des Pranaheilens werden folgende sieben Grundtechniken angewandt:

1. Sensibilisierung der Hände
2. Scannen (= Abtasten) der Aura
3. »Sweeping« (= Reinigung): örtlich und allgemein
4. Erhöhen der Empfänglichkeit des Klienten
5. Energetisierung
6. Stabilisierung der übertragenen Prana-Energie
7. Lösen der ätherischen Verbindung

In der Prana-Psychotherapie gibt es vier weitere Heiltechniken:

1. Das Entfernen und Auflösen traumatischer psychischer Energien, negativer Gedanken-Entitäten sowie negativer psychischer Entitäten und Elementale. Hierbei handelt es sich um eine fortgeschrittene Reinigungstechnik.
2. Das Auflösen negativer Elementale und Versiegeln von Rissen oder Löchern in den Schutznetzen. Dies stellt eine fortgeschrittene Energetisierungstechnik dar.
3. Aktivieren oder Dämpfen der Chakras. Dies ist ebenfalls eine fortgeschrittene Energetisierungstechnik.
4. Das Erzeugen eines positiven Bildes vom Klienten oder einer positiven Gedankenform für den Klienten.

Loslösung von der projizierten Prana-Energie

Während der Heilsitzung sollte der Heiler innerlich ruhig und gelöst sein. Man sollte keine Nervosität aufkommen lassen und sich nicht zu viele Gedanken über den erwarteten Heilerfolg machen, sonst kann die Lösung von der übertragenen Prana-Energie nicht stattfinden. Das würde bedeuten, dass die Energie zum Heiler zurückfließt. Die innere Loslösung und Ruhe des Heilers ist so wichtig, weil sie die Getrenntheit zwischen ihm und dem Klienten auf der ätherischen Ebene gewährleistet. Dieser Vorgang kann noch unterstützt werden, indem der Heiler die Durchtrennung des Energiebandes zwischen ihm und dem Klienten visualisiert. Gute Heiler arbeiten genau und sorgfältig, sind aber gleichzeitig innerlich distanziert, ohne gleichgültig zu sein.

Entfernen negativer Gedanken-Entitäten und negativer Elementale

Auf welche Weise können negative Gedanken-Entitäten und Elementale aus den verschiedenen Chakras entfernt werden? Stellen Sie sich vor, Sie könnten hellsehen und hätten einen psychisch kranken Menschen vor sich. Sie sehen jetzt also die verunreinigenden Gedankenformen und Elementale vor sich. Was würden Sie instinktiv tun? Sie würden versuchen, diese grauen Energiewölkchen mit Ihren Händen wegzuwischen oder aus den Chakras der Person herauszuziehen, so wie Sie am Boden liegende Staubflocken aufheben oder wegfegen, ohne erst lange darüber nachzudenken. Sie stellen fest, dass die negativen Gedankenformen und Elementale die Tendenz haben, Widerstand zu leisten. Also setzen Sie mehr Willenskraft ein, um sie loszuwerden. Sie brauchen nur die klare und beharrliche Absicht, diese negativen Gedankenformen zu entfernen. Sie beobachten, dass sich einige lösen und andere noch haften bleiben. Also fahren Sie mit dem sogenannten *Sweeping* fort, bis jedes Chakra vollkommen sauber ist. Genau das ist es, was ein Heiler tut, und wahrscheinlich wurde auf diese Weise auch das Pranaheilen entwickelt.

Mit der normalen Sweeping-Technik sind manchmal vier bis fünf Reinigungsdurchgänge nötig, um ein Chakra und das dazugehörige Schutznetz zu reinigen. Letztlich hängt das jedoch von der Kompetenz des Heilers und der Schwere der Erkrankung ab. Wie in *Grundlagen des Pranaheilens* beschrieben, ist es hilfreich, ein Gefäß mit Salzwasser bereitzustellen, in dem die negativen Gedanken-Entitäten und Elementale neutralisiert werden können.

Eine fortgeschrittenere Technik zur Entfernung dieser negativen Entitäten stellt die Verwendung von elektrisch-violetter Prana-Energie dar. Damit können die negativen Gedanken-Entitäten und Elementale leicht überwältigt und zerstört werden. Es dient somit als unmittelbares Gegenmittel. Bei der Verwendung von elektrisch-violetter Prana-Energie reduziert sich die Anzahl der notwendigen Sweepings erheblich.
Das Sweeping muss langsam und sanft erfolgen, das heißt nicht zu abrupt und mit gemäßigter Willenskraft, um die Chakras und ihre Schutznetze nicht zu beschädigen – was eine gesundheitliche Beeinträchtigung des Klienten nach sich ziehen könnte.

Versiegeln von Rissen und Löchern im Schutznetz der Chakras

Risse oder Löcher in den Schutznetzen können durch *Energetisieren* mit Prana-Energie leicht versiegelt werden. Wenn die grundlegende oder die mittlere Energetisierungstechnik angewandt wird, ist die Versiegelung oft nicht sehr stabil und dauerhaft. Die fortgeschrittenere Technik mit violetter pranischer Energie führt dagegen zu wesentlich nachhaltigeren Versiegelungen. Dabei verkürzt sich auch die Dauer der Energetisierung. Trotzdem erzielt man bessere Ergebnisse als mit der Energetisierung durch weißes Prana. Es sind also weniger Behandlungen notwendig, die Abstände können größer sein und die Versiegelung ist widerstandsfähiger gegenüber negativen Elementalen.

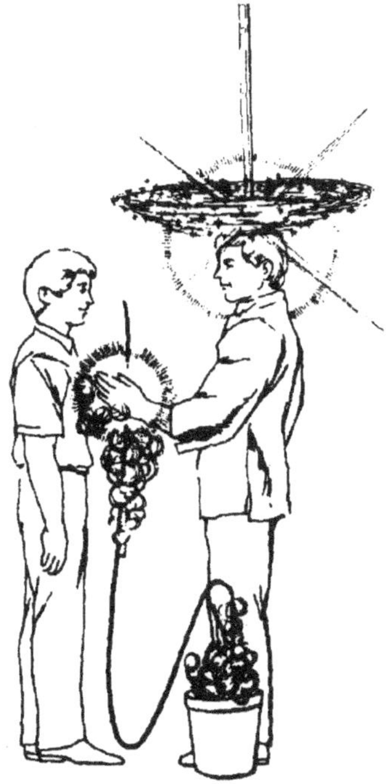

Abb. 2.3: Fortgeschrittene Technik des örtlichen Sweepings

Beim Energetisierungsvorgang muss der Behandler häufig seine Hände ausschütteln, um die verunreinigte Energie loszuwerden. Durch das Energetisieren des Chakras und des Schutznetzes werden die Risse und Löcher im Schutznetz zwar versiegelt; doch bei bereits lange andauernden Erkrankungen müssen die Behandlungen mehrmals wöchentlich wiederholt werden, um die Gefahr eines Rückfalls zu vermeiden. Bei sehr schweren Krankheiten können die Behandlungen auch mehrmals täglich erfolgen, bis sich der Zustand des Klienten stabilisiert.

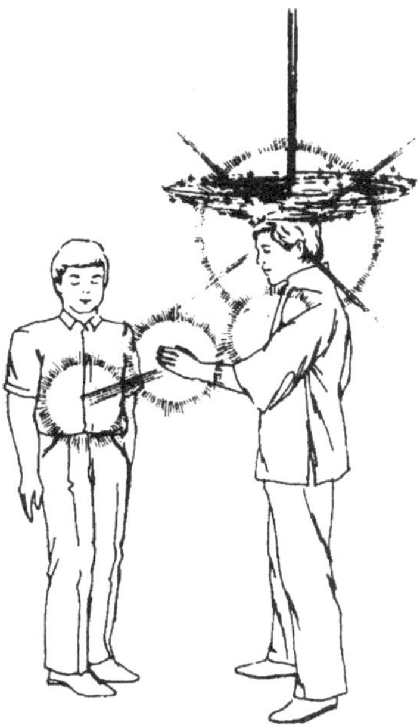

Abb. 2.4: Fortgeschrittene Technik des Energetisierens

Zu viel Willenskraft des Heilers kann das Schutznetz schädigen

Es ist sinnvoll, bei der Heilung psychisch instabiler Menschen nicht zu viel Willenskraft einzusetzen, weil sich sonst die Absorption der pranischen Energie verlangsamt. Damit verzögert sich auch die Heilung. Die Willenskraft sollte sich auf ein Minimum beschränken.

Wenn beim Energetisieren ein Übermaß an Willenskraft eingesetzt wird, kann das Schutznetz reißen. Außerdem kann sich ein Klient von zu viel Energie leicht überwältigt fühlen. Wenn Sie jemanden mit Mitgefühl und liebender Güte energetisieren, wird der Körper die projizierte Energie schneller aufnehmen können, was die Heilung beschleunigt. Wenn Prana-Energie von liebender Güte geprägt ist, verläuft der Heilungsprozess schneller.

Anrufung des göttlichen Segens vor der Heilung

Auch die Anrufung des göttlichen Segens vor einer Pranaheilung beschleunigt den Heilungsverlauf und macht ihn sicherer. Ist der Klient religiös oder spirituell, können Sie das Gebet auch gemeinsam sprechen. Sie können ihre eigenen Gebete verwenden oder das folgende übernehmen.

> *»Universeller, höchster Gott,*
> *wir bitten demütig um deinen Segen,*
> *um Führung, Heilung, Hilfe und Schutz.*
> *Voller Vertrauen danken wir dir.*
> *Wir danken all unseren spirituellen Lehrern,*
> *den Heilungsengeln und spirituellen Helfern.*
> *Voller Vertrauen danken wir euch*
> *für eure Segnungen und Heilungen.«*

Nach der Heilsitzung können Sie gegebenenfalls gemeinsam mit dem Klienten ein Dankgebet sprechen.

»Universeller, höchster Gott,
all unsere spirituellen Lehrer, Heilungsengel
und spirituellen Helfer,
wir danken euch für eure Segnungen.
Voller Vertrauen danken wir euch für die Heilung.
Danke.«

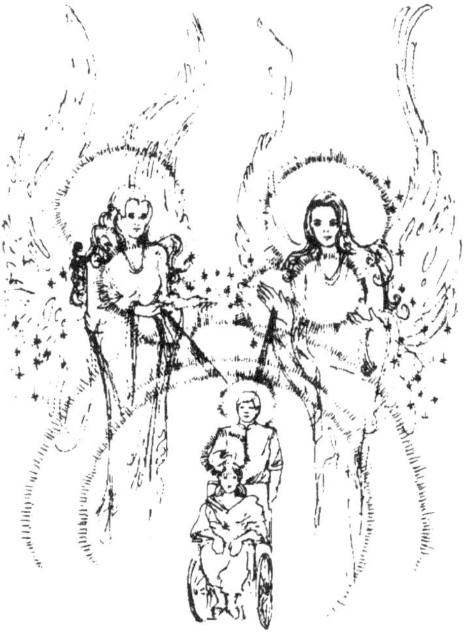

Abb. 2.5: Der Heiler kann einen Heilungsengel bitten, dem Klienten beständig zur Seite zu stehen, bis die Heilung abgeschlossen ist.

»Universeller, höchster Gott,
danke, dass du ... (Name des Patienten/Klienten) einen Heilungsengel zur Seite gibst,
bis die Heilung vollständig ist.
Voller Vertrauen und Liebe danken wir dir dafür.«

Kronen-/Handchakra-Technik

Zur Übertragung violetter Prana-Energie wendet man beim Sweeping und beim Energetisieren die Kronen-/Handchakra-Technik an. Dabei empfängt das Kronenchakra, und das Handchakra projiziert und gibt weiter. Die Prana-Heilenergie Ihres Höheren Selbst (oder Ihrer Seele) und das Luftprana werden vom Kronenchakra aufgenommen und absorbiert und über das Handchakra auf den Klienten projiziert. Seelenprana ist elektrisch-violett beziehungsweise elektrisch-weiß, und goldgelb. Elektrisch-violette Prana-Energie sehen wir als strahlendes, elektrisch-weißes Licht mit sehr hellviolettem, manchmal bläulich-violettem Rand oder Hof. Um diese göttliche Energie in sich zu ziehen, konzentrieren Sie sich einfach auf Ihren Scheitelpunkt und visualisieren ein strahlend weißes Licht, das so hell wie die Flamme eines Schneidbrenners aus Ihrer Handfläche strömt. Dann fügen Sie diesem strahlend weißen Licht an seiner Peripherie etwas helles Violett hinzu. Das ist dann elektrisch-violette Prana-Energie.

Sensible Menschen empfinden diese elektrisch-violette Energie oft als kühl oder »minzig«, manchmal sogar wie ein leichtes Kribbeln. Während der Behandlung wird sich das zu einem warmen Gefühl wandeln. Es ist normal, dass Klienten während der Behandlung Wärme- und Kälteempfindungen haben.

Wie viel Seelenprana ein Heiler übertragen kann, hängt von seiner spirituellen Entwicklung ab. Je höher der Behandler entwickelt ist, desto größer ist sein Kronenchakra und umso breiter ist der spirituelle Kanal, der sein Kronenchakra mit seinem Höheren Selbst verbindet. Bei einem Durchschnittsmenschen ist der spirituelle Kanal kaum sichtbar.

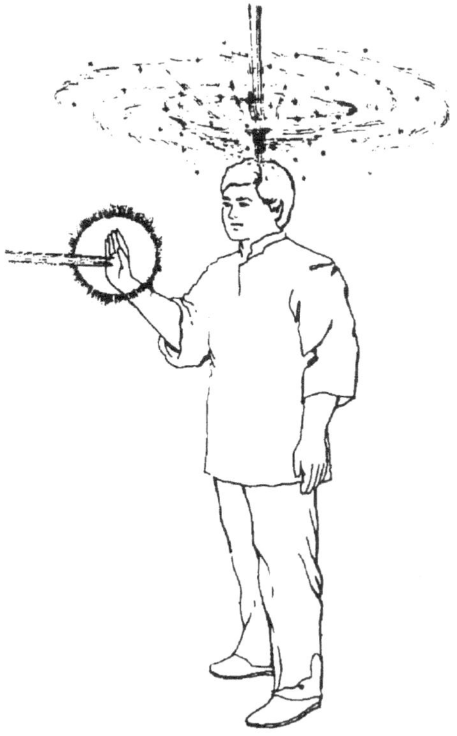

Abb. 2.6: Kronen-/Handchakra-Technik

Diese Technik wird verwendet, um hellviolette oder elektrisch-violette Prana-Energie zu projizieren. Damit versiegelt man Risse oder Löcher in Schutznetzen und löst negative Elementale sowie Ansammlungen negativer Gedanken und Gefühle auf.

In der Kabbala wird dieser Kanal als *Lichtsäule* bezeichnet, im Sanskrit heißt er *Sutratma* (spirituelles Band) oder *Antahkarana* (= spirituelle Lichtbrücke). Genau genommen ist *Sutratma* die herabfließende spirituelle Energie, während *Antahkarana* das aufsteigende spirituelle Licht ist. Manchmal werden die Begriffe jedoch synonym verwendet. Im Taoismus nennt man die vom Höheren Selbst kommende Heilenergie *Himmelsenergie* oder *Qi* (= Chi), und im Christentum spricht man vom *Heiligen Geist.*

Es ist wichtig zu wissen, dass es zwei Arten von Prana-Energie gibt: das gewöhnliche hellviolette Prana und das elektrisch-violette Prana (siehe auch *Die hohe Kunst des Pranaheilens*).

Die Kronen-/Handchakra-Technik ist recht einfach zu erlernen. Der Übende muss täglich etwa 15 Minuten lang die *Meditation über zwei Herzen* praktizieren. Anfänger sollten jedoch vorsichtig sein und nicht zu lange meditieren, da die erzeugte Energie sonst zu stark werden und den Körper schädigen könnte. Aus diesem Grund haben viele Heilige körperliche Beschwerden. Im Lauf mehrerer Monate kann die Meditationszeit dann gesteigert werden, sodass der Körper Zeit hat, sich an die höhere Schwingung anzupassen. Die *Meditation über zwei Herzen* und die Kronen-/Handchakra-Technik muss mindestens einen Monat lang regelmäßig praktiziert werden, um violette Prana-Energie sicher zu übertragen. Selbstverständlich sollte der Übende auch die Mittelstufe des Pranaheilens beherrschen.

Vorgehensweise:

1. Konzentrieren Sie sich gleichzeitig auf das Kronenchakra und das Handchakra. Mit anderen Worten: Richten Sie Ihre Aufmerksamkeit auf Ihre Schädeldecke und auf Ihren Handteller jener Hand, mit der Sie das Sweeping

oder das Energetisieren durchführen wollen. Konzentration bedeutet hier bewusstes Wahrnehmen dieser Körperteile.

2. Strengen Sie sich *nicht* an und setzen Sie nicht zu viel Willenskraft ein. Stellen Sie sich auch nicht den Fluss der Prana-Energie vom Kronenchakra zum Handchakra vor – das ist zu anstrengend und würde Ihre Konzentration erheblich stören. Visualisieren Sie nur das Herausfließen des hellvioletten Pranas aus Ihrer Hand. Das ist sehr wichtig. Um elektrisch-violette Energie einzusetzen, projizieren Sie strahlend weißes Licht, das aus Ihren Handflächen strömt, und fügen am Rand hellviolette Energie hinzu. Visualisieren und projizieren Sie elektrisch-violette Energie.
3. Sie erzielen bessere Ergebnisse, wenn Sie sich entspannen und tief und bequem atmen.
4. Es ist *nicht* ratsam, violette Prana-Energie über das Ajnachakra zu kanalisieren. Die Ajna-/Handchakra-Technik kann bei den Klienten zu überwältigenden oder gar schädlichen Reaktionen führen, wenn sie von sehr begabten, willensstarken Heilern durchgeführt wird. Auch ein gleichzeitiges Einsetzen des Kronenchakras und des Ajnachakras kann zu stark sein und den Zustand des Klienten noch verschlimmern. Ist der Körper nicht an das Einströmen eines großen Maßes an göttlicher Energie gewöhnt, beginnt er vielleicht zu zittern oder zu vibrieren. Das Gleiche gilt, wenn die Meridiane nicht rein genug sind. Dieses Phänomen ist völlig natürlich und bildet ein gutes Zeichen für das Herabströmen göttlicher Energie. Das Zittern kann durch vegetarische Ernährung oder durch viel körperliche Bewegung behoben werden.

Wurzel-/Handchakra-Technik zur Aktivierung der unteren Chakras

Bei depressiven Klienten müssen die unteren Chakras aktiviert werden, weil sie sehr klein sind und sich zu langsam bewegen. Wir energetisieren die betroffenen Chakras durch die Wurzel-/Handchakra-Technik mit hellrotem Prana und visualisieren gleichzeitig, wie das Chakra größer und aktiver wird. Wir nehmen Luft- und Erdprana durch unser Basischakra auf und übertragen sie durch das Handchakra. Der Heiler muss dabei visualisieren, wie hellrote Prana-Energie aus seiner Hand austritt.

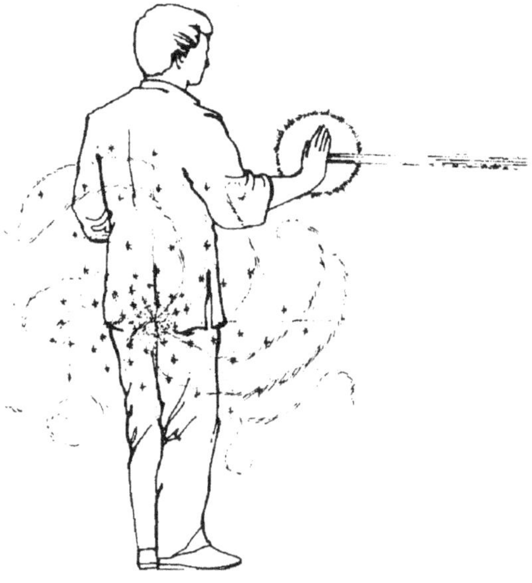

Abb. 2.7: Wurzel-/Handchakra Technik

Mit dieser Technik wird hellrote Prana-Energie zur Aktivierung von Chakras eingesetzt, um Menschen mit Depressionen oder allgemeiner Erschöpfung zu helfen.

Wie man das macht? Sie konzentrieren sich auf das untere Ende Ihrer Wirbelsäule und Ihr Handchakra. Dann stellen Sie sich vor, wie weißes Licht aus Ihrem Handchakra strömt. Geben Sie jetzt etwas Hellrot dazu, sodass es ein helles weißlich-rotes Licht wird. Richten Sie Ihre Absicht darauf, das Chakra größer werden zu lassen.

Hellrote Prana-Energie wird in der Regel zur Aktivierung der unteren Chakras eingesetzt, also des Basischakras, des Sexualchakras, des Meng Mein Chakras und manchmal des Solarplexus-Chakras. Hellviolettes beziehungsweise elektrisch-violettes Prana eignet sich zur Aktivierung sowohl der unteren als auch der oberen Chakras.

Hals-/Handchakra-Technik zur Dämpfung der Chakras

Bei gewalttätigen Klienten sind verschiedene Chakras überaktiv und müssen in ihrer Aktivität eingeschränkt, also gedämpft werden. Dazu visualisieren wir das Austreten von hellblauer Prana-Energie aus dem Handchakra und stellen uns dabei vor, wie das Chakra langsamer und kleiner wird.

Bei schweren Fällen sollte dunkelblaues Prana projiziert werden. Wir verwenden bei der Übertragung von blauem Prana die Hals-/Handchakra-Technik: Dabei nehmen wir über das Halschakra Luftprana auf und geben es über das Handchakra ab. Hierbei konzentriert man sich gleichzeitig auf beide Chakras, während man das Austreten von blauer Energie aus dem Handteller visualisiert. Mit »Konzentration« ist hier wieder das gleichzeitige, bewusste Wahrnehmen des Halses und der Handinnenfläche gemeint.

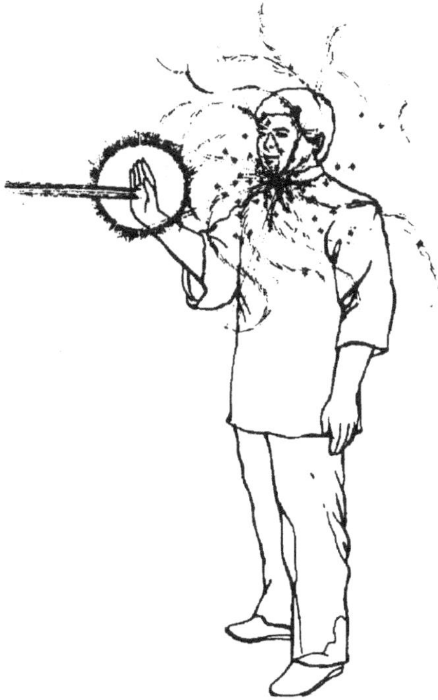

Abb. 2.8: Hals-/Handchakra Technik
Sie wird zur Projektion von blauer Prana-Energie eingesetzt, die der Dämpfung überaktiver Chakras dient.

Wie man das macht? Konzentrieren Sie sich gleichzeitig auf Ihr Halschakra und Ihr Handchakra. Stellen Sie sich vor, wie Sie weißes Licht aus Ihrer Hand projizieren. Fügen Sie diesem weißen Licht Blau hinzu. Visualisieren und projizieren Sie hellblaues Licht und richten Sie Ihre Absicht darauf, dass die jeweiligen Chakras kleiner werden.

Chakra- und Aura-Schutzschilde

Da die Gefahr besteht, dass die Klienten die Schutznetze wieder aufreißen und negative Elementale anziehen, ist es ratsam, für die betroffenen Chakras Schutzschilde zu bilden sowie durch einen Schutzschild in der Aura dafür zu sorgen, dass negative Elementale die Person nicht erneut psychisch infizieren können.

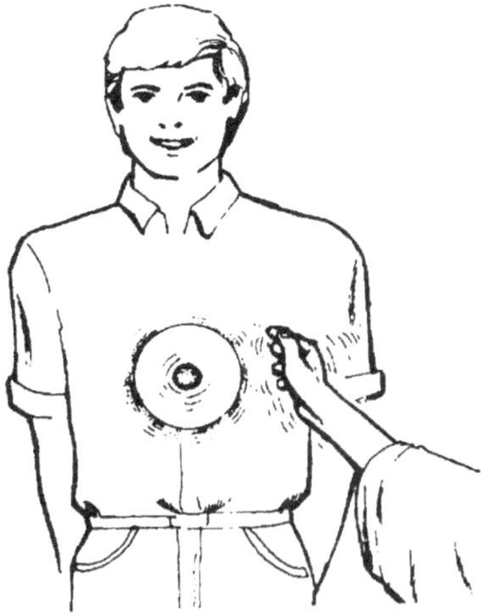

Abb. 2.9: Durch seitliches Scannen lässt sich die Größe des Chakras bestimmen

Errichten eines Chakra-Schutzschildes:

1. Reinigen und energetisieren Sie das betroffene Chakra. Das heilt die Risse im Schutznetz.
2. Projizieren Sie mit der Kronen-/Handchakra-Technik violettes Prana auf das Chakra.
3. Stellen Sie sich vor, wie das violette Licht eine Lichtkugel bildet, die das Chakra und das Schutznetz schützt. Diese Lichtkugel ist teils im Körper und teils außerhalb.

4. Programmieren Sie den Schutzschild, indem Sie innerlich sagen:
»Du bist vor allen psychischen Eindringlingen, vor allen psychischen Vergiftungen und psychischen Angriffen geschützt. Dieser Chakra-Schild wird drei Tage lang halten. So sei es. Dieser Schild ist von innen nach außen durchlässig. Das erlaubt allen negativen Gedanken und Emotionen aus diesem Schild zu entweichen. So sei es.«
5. Bilden Sie auf diese Weise Chakra-Schilde auf den betroffenen Chakras, vor allem auf dem vorderen und rückwärtigen Solarplexus-Chakra, dem Ajnachakra, Basischakra und Kronenchakra.
6. Wiederholen Sie die Bildung dieser Schilde nach zwei Tagen.

Errichten eines Aura-Schutzschildes:

1. Konzentrieren Sie sich auf Ihre Schädeldecke und Ihre Hand. Legen Sie die linke Hand auf Ihr Herz und erheben Sie die rechte Hand.
2. Stellen Sie sich eine strahlend helle Lichtquelle vor.
3. Stellen Sie sich den Klienten ganz klein im Inneren dieser Lichtquelle vor.
4. Visualisieren Sie den äußeren Rand des Lichtes in einem strahlenden elektrisch-violetten Licht, oder stellen Sie sich eine Kugel aus strahlend weißem oder elektrisch-violettem Licht vor, die den Klienten ganz umgibt. Dann atmen Sie 10-mal in der Art der tiefen Prana-Atmung.
5. Programmieren Sie den Schild. Fordern Sie, dass dieser Schild ...

a) die Person vor allen psychischen Eindringlingen, Angriffen und Vergiftungen schützt;
b) drei Tage lang stabil bleibt;

c) von innen nach außen durchlässig ist, sodass alle negativen Gedanken, Emotionen und verbrauchte Energien aus dem Schild entweichen können. So sei es.

6. Wiederholen Sie die Bildung dieses Schildes nach zwei Tagen.

Das sorgfältige Herstellen dieser Schilde ist sehr wichtig. Sie sollen nur das *Eindringen* von negativen Elementalen verhindern. Sie sollen *nicht* verhindern, dass negative Emotionen und Gedanken durch die Chakras und die Aura *entweichen*. Das würde die Person nur noch mehr aus dem Gleichgewicht bringen.

Diese Schilde sollten möglichst von erfahrenen Pranaheilern oder Prana-Psychotherapeuten gebildet werden. Sie sind sehr wichtig, weil sie eine Art »steriles« psychisches Umfeld erzeugen. Das hat eine ähnliche Wirkung wie ein steriles Umfeld in der Schulmedizin, mit dem man das Risiko bakterieller oder viraler Infektionen minimieren möchte.

Bei gewalttätigen, überängstlichen, halluzinierenden oder drogenabhängigen Klienten sind diese Schilde unbedingt notwendig! Psychisch Kranke genesen viel schneller mit diesen Schilden als Patienten ohne Schilde. Bei sorgfältiger Durchführung können hiermit erstaunliche Resultate erzielt und der Heilungsprozess um Monate verkürzt werden.

Da Prana-Psychotherapeuten dazu neigen, einiges von den Energien ihrer Klienten aufzunehmen: Wären die Schutzschilde nicht auch von Nutzen für sie? Für den Heiler schon, doch das könnte den Klienten schaden. Im Gespräch benutzt der Klient den Therapeuten oft als eine Art psychischen Abfalleimer. Wenn der Therapeut jetzt einen Schutzschild errichtet hat, werden die negativen Gedanken und Gefühle auf den Klienten reflektiert wie ein Bumerang, und zwar um ein Vielfaches verstärkt. Dadurch wird sich der Klient schlechter fühlen – und Sie haben noch mehr Arbeit mit ihm.

Eine bessere Lösung ist ein Rosenquarzanhänger, den Sie sich um den Hals hängen können. Er stärkt den Heiler und verwandelt negative Gedankenformen, die von Klienten ausgehen. Dieser Anhänger sollte einmal täglich mit Salzwasser und elektrisch-violetter Prana-Energie von allen negativen Emotionen und Gedanken gereinigt werden, die er vielleicht aufgenommen hat (siehe auch das Buch *Pranaheilen mit Kristallen*).

Tiefe Prana-Atmung

Emotionen wirken auf das Solarplexus-Chakra, das wiederum das Zwerchfell und somit den Atemrhythmus beeinflusst. Bei einem wütenden Menschen wird die Rotation des Solarplexus-Chakras unregelmäßig, was zu einer unregelmäßigen Atmung führt. Reguliert man nun den Atemrhythmus mithilfe einer langsamen, tiefen Bauchatmung, harmonisiert sich auch die Bewegung des Solarplexus-Chakras, was das Gefühl von innerer Ruhe und Gelassenheit aufkommen lässt. Mit anderen Worten: *Sie können Ihre Emotionen und Ihren mentalen Zustand steuern, indem Sie Ihren Atemrhythmus kontrollieren.* Wenn ein erregter Mensch 12-mal langsam und tief ein- und ausatmet, normalisiert sich sein Solarplexus-Chakra wieder. Er kann dann diese Art der Atmung so lange fortsetzen, bis er innerlich ganz ruhig geworden ist. *Psychotische oder zur Gewalttätigkeit neigende Menschen sollten diese Atemmeditation mit tiefer Bauchatmung dreimal täglich etwa 10 bis 20 Minuten lang durchführen, um größere emotionale Stabilität zu erlangen. Über mehrere Monate hinweg regelmäßig praktiziert, führt diese Übung bei solchen Menschen zu beachtlichen Heilerfolgen.* Auch Menschen, die aus dem seelischen Gleichgewicht geraten sind, sollten diese Atemmeditation üben, um allmählich wieder die Kontrolle über ihre Emotionen und ihren mentalen Zustand zu gewinnen. Seit jeher verwenden Yogis und andere Menschen auf dem spirituellen Weg solche Atemübungen zur Förderung emotionaler und mentaler Ausgeglichenheit. Sie helfen dem Übenden, seinen Geist zu zentrieren, innere Gelassenheit zu finden und manchmal sogar sein Bewusstsein zu erweitern.

Im Grunde gibt es nur zwei Arten der Atmung: die natürliche und die unnatürliche. Beobachtet man die Atmung von Kleinkindern und Säuglingen, dann sieht man, wie sich der Bauch beim Einatmen ausdehnt und beim Ausatmen zusammenzieht. Man nennt dies »Bauchatmung« oder »natürliche Atmung«. Im Schulkindalter haben die Kinder das häufig schon verlernt und sich die unnatürliche Brustatmung angewöhnt, bei der sich beim Einatmen der Brustkorb ausdehnt, während sich der Bauch zusammenzieht. Die Brustatmung muss aus folgenden Gründen als unnatürlich betrachtet werden:

1. Tiefe, intensive Brustatmung bewirkt bereits nach etwa 10 Minuten einen Überschuss an Prana-Energie im Bereich des Herzchakras, was zu einem Pranastau im Herzen führt. Man klagt dann über Schwindelgefühl und Unwohlsein im Brustbereich. Der Zustand von Herzpatienten kann sich bei dieser Art des Atmens verschlechtern. Häufig klagen sie dann auch über Schmerzen im Brustkorb. Bei richtig durchgeführter tiefer, intensiver Bauchatmung treten solche Nebenwirkungen nicht auf. Manche Menschen können sie über eine Stunde lang praktizieren, ohne dass es ihnen im Geringsten ungenehm wäre. Im Gegenteil – sie fühlen sich danach gesünder, stärker und vitaler.
2. Bei der Brustatmung gelangt weniger Luft in die Lunge,

weil sich der Bauch beim Einatmen zusammenzieht und damit das Zwerchfell nach oben drückt, wodurch sich das Fassungsvermögen der Lungenflügel reduziert. Bei der Bauchatmung ist es genau umgekehrt: Der Bauch dehnt sich beim Einatmen aus, das Zwerchfell wird nach unten gezogen und die Lungenflügel haben mehr Raum.

Wie bereits erwähnt, atmen Säuglinge und Kleinkinder instinktiv mit der Bauchatmung, während sich Schulkinder oft bereits die ungesunde Brustatmung angewöhnt haben.

Entwicklung eines neuen Atemmusters:

1. Achten Sie darauf, sich während dieser Übung *nicht* anzustrengen. Wenn Sie angespannt sind, werden Sie nicht in der Lage sein, sie richtig durchzuführen oder länger durchzuhalten.
2. Atmen Sie langsam ein und dehnen Sie dabei Ihren Bauch langsam aus. Das Einatmen sollte langsam, tief und leicht sein. Wenn Sie zu tief einatmen und Ihren Bauch zu stark ausdehnen, wird Ihre Atmung unregelmäßig und führt nicht zu dem erwünschten Zustand der inneren Ruhe und Entspannung.
3. Halten Sie den Atem ein oder zwei Sekunden lang an, bevor Sie wieder ausatmen. Bleiben Sie dabei entspannt. Strengen Sie sich nicht an.
4. Dann atmen Sie aus, und zwar langsam, tief und leicht. Vermeiden Sie zu starkes Ausatmen und übermäßiges Zusammenziehen des Bauches, damit Ihr Atemrhythmus nicht unregelmäßig wird.
5. Halten Sie ein bis zwei Sekunden lang inne, bevor Sie wieder einatmen. Strengen Sie sich nicht an, entspannen Sie einfach.

6. Wiederholen Sie diesen Atemzyklus 12-mal. Je langsamer Ihre Atmung wird, desto mehr kommt auch die chaotische »Gedankenmühle« im Kopf allmählich zum Stillstand – eine innere Ruhe und Gelassenheit breitet sich aus, wie sie viele Menschen nur selten erleben. Lassen Sie es jedoch zu, dass sich diese Verlangsamung im Lauf einer längeren Übungsperiode *ganz allmählich* entwickelt. Achten Sie darauf, nicht so langsam zu atmen, dass es anstrengend wird.
7. Machen Sie danach ein paar Gymnastikübungen oder betätigen Sie sich auf andere Weise körperlich, um die überschüssige Prana-Energie abzubauen und einen Pranastau zu vermeiden.
8. Praktizieren Sie diese tiefe Prana-Atmung täglich. Meistens sind drei bis vier Durchgänge nötig, bevor es gelingt, diese Atmung richtig durchzuführen. Lassen Sie sich also nicht von kleinen Anfangsschwierigkeiten entmutigen. Wie wollen Sie große Dinge erreichen, wenn Sie nicht einmal die Geduld und Beharrlichkeit aufbringen, um dieses kleine Ziel zu erreichen? Wenden Sie die Prana-Atmung jedes Mal an, wenn Sie angespannt, verärgert oder wütend sind. Sie schenkt Ihnen mit der Zeit die innere Ruhe und Gelassenheit zurück, und Sie lernen, Ihre Gefühle und Gedanken zu meistern. Wenn bei dieser Atmung Schmerzen im Brustkorb, Unwohlsein oder Schwindelgefühle auftreten, sollten Sie abbrechen. Es ist ein Hinweis darauf, dass Sie die Atmung nicht richtig durchgeführt haben. Lesen Sie die Anleitung noch einmal aufmerksam durch. Sobald Ihre Atmung unregelmäßig wird, sollten Sie innehalten und sich eine Weile entspannen, bevor Sie die Übung wieder aufnehmen.

Die Meditation über zwei Herzen

Diese Meditation lässt dem Praktizierenden göttliche Energie zufließen. Sie erfüllt ihn mit göttlichem Licht, Liebe und Kraft und macht ihn zu einem Kanal für diese Energie, die in der taoistischen Tradition »Himmels-Qi« genannt wird. Die Christen nennen es das »Herabsteigen des Heiligen Geistes«, was oft durch eine Lichtsäule mit einer herabfliegenden weißen Taube dargestellt wird, welche die göttliche Energie symbolisiert. Wer die *Meditation über zwei Herzen* über längere Zeit praktiziert, kann ein strahlendes, manchmal sogar blendendes Licht erleben. Manche haben auch das Gefühl, ihr Kopf sei mit gleißendem Licht erfüllt. Die fortgeschrittenen Yogis und Heiligen aller Religionen berichten von solchen Erfahrungen. Wer sich ihre Schilderungen genau ansieht, wird erstaunliche Übereinstimmungen entdecken.

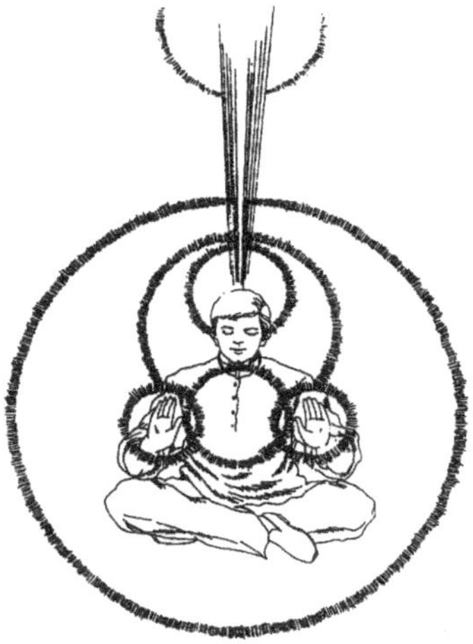

Abb. 2.10: Das Herabströmen der göttlichen Energie während der *Meditation über zwei Herzen*

Der Pranaheiler sollte seine Klienten dazu anhalten, regelmäßig die tiefe Prana-Atmung zu praktizieren. Haben sie dann die nötige innere Ruhe erlangt, können sie täglich etwa 15 Minuten lang die *Meditation über zwei Herzen* durchführen. *Diese Meditation kann und sollte bei Drogenabhängigkeit, Depressionen und Halluzinationen angewandt werden, da sie die Austreibung negativer, die Krankheit verschlimmernder Elementale erleichtert. Ich spreche hier bewusst von »verschlimmernd«, nicht von »verursachend«, weil diese Elementale nicht die Verursacher sind.* Die Ursachen liegen im Menschen selbst, in seinem negativen Denken, seinen negativen Gefühlen, Gewohnheiten oder seinem Karma. Er zieht dadurch unbewusst negative Elementale an und erlaubt ihnen, sich an ihn zu heften – was eine psychische Erkrankung nach sich ziehen kann.

Um vollständige Heilung zu erzielen, muss die *Meditation über zwei Herzen* über lange Zeit täglich praktiziert werden. Doch man darf nie außer Acht lassen, dass die Menschen selbst die Verursacher ihrer Krankheiten sind. Sie haben die negative Gedankenform kreiert und durch negatives Denken, Fühlen und Handeln negative Elementale angezogen. Also muss der Mensch sich ändern. Er muss seine Einstellung, seine Art, zu denken und zu fühlen, ändern, sonst ist ein dauerhafter Heilerfolg ausgeschlossen. Geschieht das nicht, ist es so, als würde der Pranaheiler die Wunde eines Menschen behandeln, der sich anschließend immer wieder aufs Neue verletzt. Der psychisch kranke Mensch kreiert sonst immer wieder neue negative Gedankenformen und zieht durch negatives Denken und Fühlen wieder negative Elementale an, was für einen Rückfall sorgt. Während die Klienten die langsame, tiefe Prana-Atmung lernen, die *Meditation über zwei Herzen* praktizieren und allmählich ihren Charakter festigen, müssen die Heilsitzungen innerhalb eines bestimmten Zeitraumes mehrfach wiederholt werden.

Wenn die *Meditation über zwei Herzen* mehrere Monate lang (oder noch besser lebenslang) täglich fortgesetzt wird, werden negative Elementale daran gehindert, sich aufs Neue festzusetzen. Auch das Temperament wird sich allmählich verändern. Reizbare oder zur Gewalttätigkeit neigende Menschen werden sanfter, depressive Menschen werden lebensfroher.

Positives Denken und Fühlen

Um den Heilungsprozess zu beschleunigen, sollte man die Klienten unbedingt dazu anhalten, eine positive Grundeinstellung zu entwickeln. Sie müssen lernen, positiv zu denken, zu fühlen und zu handeln. Tägliche positive Affirmationen können diesen Prozess sehr wirkungsvoll unterstützen. Der Heiler sollte ein positives Bild des Klienten entwickeln und ihn ermutigen, seinerseits ein positives Selbstbild oder eine positive Vorstellung von seinem Leben durch tägliche Affirmationen oder positive Visualisierungen zu bilden und aufrechtzuerhalten.

Der integrierte Ansatz in der Prana-Psychotherapie

Die Prana-Psychotherapie ist zwar eine sehr effektive und schnell wirkende Methode zur Heilung psychischer Erkrankungen, doch sie sollte auch mit anderen psychotherapeutischen Ansätzen kombiniert werden, um dauerhaftere Heilerfolge zu erzielen. Die Durchführung einer Prana-Psychotherapie vor einer Gesprächstherapie kann zum Beispiel die gesamte Therapiedauer erheblich verkürzen. Viele Klienten neigen dazu, die psychisch krank machende Energie auf den Gesprächstherapeuten zu übertragen oder auf ihn abzuladen. Das kann dem Therapeuten auf die Dauer gesundheitlich schaden. Eine vorbereitende Pranatherapie reduziert dieses Risiko auf ein Minimum. In Notfällen können auch Psychopharmaka von großem Nutzen sein.

Karma

Wissen und Macht sind weder gut noch schlecht. Einzig das hinter ihrer Anwendung stehende Motiv bestimmt, was gut oder schlecht ist. Deswegen ist es sinnvoll, an dieser Stelle noch einmal auf das Gesetz des Karmas zurückzukommen. Karma bedeutet nichts anderes als »Ursache und Wirkung« oder »Was du säst, das wirst du ernten«. Ein Mensch, der guten Samen aussät, wird gute Frucht ernten. Wer hingegen destruktive oder Leid verursachende »Samen« sät, wird auch zerstörerische und leidbringende »Früchte« ernten. Das ist unvermeidlich. »Gott lässt keinen Spott mit sich treiben; was der Mensch sät, wird er ernten.« So steht es schon im Galaterbrief (Kapitel 6, Vers 7; im Deutschen zitiert nach »Die Bibel. Einheitsübersetzung der Heiligen Schrift«). Missbrauchen Sie niemals das in diesem Buch vermittelte Wissen, denn der karmischen Rückstoß ist hart und kann mit hundertfacher Wucht auf Sie zurückfallen!

Jesus heilte einst zwei Besessene – in moderner Sprache würden wir sagen: zwei psychisch Kranke. Vor der Heilung schrie einer der bösen Geister Jesus an: »Bist du hergekommen, um uns schon vor der Zeit zu quälen?« (Matthäus 8,29) Man könnte auch sagen: »Bist du gekommen, um uns vor dem verabredeten Zeitpunkt auszutreiben?« Psychische Erkrankungen können also manchmal karmischen Ursprungs sein und durch göttliche Intervention geheilt werden.

In früheren Zeiten, als die Menschen wesentlich weniger Bildung genossen, wurden esoterische Lehren und Praktiken häufig missverstanden. Deshalb jagten die Einwohner Jesus aus der Stadt, nachdem er die zwei Besessenen geheilt hatte, anstatt ihm dafür zu danken, dass er sie von einem großen Problem befreit hatte. Eine seltsame Weise, seine Dankbarkeit zum Ausdruck zu bringen! Deshalb lehrte Jesus die Massen durch Gleichnisse und Parabeln und gab die internen oder esoterischen Lehren und Praktiken nur an seine Jünger weiter (Lukas 8,10). Jesus verbot den Jüngern, diese internen (= esoterischen) Lehren an unvorbereitete Menschen weiterzugeben, indem er ihnen sagte, sie sollten keine Perlen vor die Säue werfen (Matthäus 7,6).

Notwendigkeit des täglichen Übens

Pranaheilen ist nicht nur eine Wissenschaft, sondern auch eine Kunst. Regelmäßiges Üben ist also unerlässlich, und der Erfolg einer Behandlung hängt in hohem Maß von der Kompetenz und Geschicklichkeit des Therapeuten ab. Es ist ratsam, sich zunächst in der Behandlung geringerer psychischer Störungen zu üben und sich nach und nach an immer schwierigere Fälle heranzutasten. So sammelt man als Heiler Erfahrungen und gewinnt Vertrauen in die eigenen Fähigkeiten.
Auch der Prana-Psychotherapeut sollte regelmäßig die Atemmeditation praktizieren, um Herr über seine Gefühle zu werden und geistige Stabilität zu erlangen. Es geschieht relativ häufig, dass Psychotherapeuten von den psychischen Energien ihrer Klienten verunreinigt werden und dann selbst vorübergehend aus dem Gleichgewicht geraten. Auch die tägliche Übung der *Meditation über zwei Herzen* hilft dem Heiler, sich von den krank machenden Energien zu reinigen.

> *Meine Gedanken sind nicht eure Gedanken,*
> *und eure Wege sind nicht meine Wege.*
> Jesaja 55,8

3. Kapitel

Die Heilung von Angst- und Spannungszuständen, Reizbarkeit, Kummer und Hysterie

Wunder stehen nicht im Widerspruch
zu den Naturgesetzen,
sondern lediglich im Widerspruch zu dem,
was wir über die Natur wissen.
Hl. Augustinus

Stress und Stress-Energie

Der Begriff »Stress« ist allgemein geläufig. Aber wissen Sie, was »Stressenergie« ist?

Wenn Sie Mutter und Hausfrau sind, haben Sie wahrscheinlich schon bemerkt, dass Ihr Mann zuweilen leicht reizbar ist, wenn er nach einem langen, harten Tag im Büro nach Hause kommt. Und als Mann haben Sie sicher schon erlebt, dass Ihre Frau nach einem anstrengenden Tag ebenfalls schnell die Fassung verliert. Beide lassen dabei die durch den nervenaufreibenden Tag hervorgerufene Stressenergie an ihren Partnern aus. Um das zu vermeiden, können Sie die Stressenergie mit Prana-Psychotherapie aus dem vorderen und rückwärtigen Solarplexus-Chakra entfernen. Dann sind Sie nicht mehr in Streitlaune. So können Eheprobleme reduziert werden. Ob der Stress berufsbedingt oder familiärer Art ist: Sie können trotzdem ein harmonisches Familienleben haben.

Ein stressgeladenes Umfeld kann die Psyche vergiften

Sobald Sie sich an einen Ort begeben, werden Sie von seinem Energiefeld beeinflusst. Manchmal kann uns der bloße Aufenthalt in einer stressgeladenen Umgebung anspannen. Ist das an einem Ort vorherrschende Denkmuster negativ und pessimistisch, fangen Sie möglicherweise an, genauso zu denken, falls Sie psychisch kontaminiert wurden.

Aktivierung des Herzchakras zu Beginn und während einer Behandlung

Es ist ratsam, zu Beginn und während jeder Psychotherapie-Behandlung das Herzchakra zu aktivieren. Das wird die Normalisierung der anderen Chakras unterstützen und den Heilungsprozess beschleunigen und vereinfachen. Die Behandlung dauert daher auch weniger lang. Wenn ein Klient zum Beispiel hysterisch ist, muss dass rückwärtige Herzchakra sofort vom Rücken aus energetisiert werden. Das wirkt besänftigend und entspannend.

Vor einigen Jahren zerstörte ein Wirbelsturm das Haus einer Frau und erschlug ihre Eltern. Sie ging mit ihrem kaum zu ertragenden Kummer zu einer Nonne, um Trost zu suchen. »Bevor Sie weiterreden, möchte ich Ihnen eine Heilbehandlung geben«, sagte diese. Nach nur 15 bis 20 Minuten fühlte sich die Frau bereits besser und erleichtert. Die Nonne hatte kurz zuvor angefangen, mit Prana-Psychotherapie zu arbeiten.

Behandlung von Stress-Symptomen und Migräne

Stress und Anspannung gehören zu den am weitesten verbreiteten Symptomen unserer Zeit. Wenn ein Mensch angespannt ist, beginnt das Solarplexus-Chakra unregelmäßig zu arbeiten und füllt sich mit Stressenergie. Auch das Kronen- und das Ajnachakra werden in Mitleidenschaft gezogen. Die Gesundheitsstrahlen sind nicht mehr gerade, sondern wellen sich, und die inneren und äußeren Schichten der Aura nehmen einen gräulichen Farbton an.

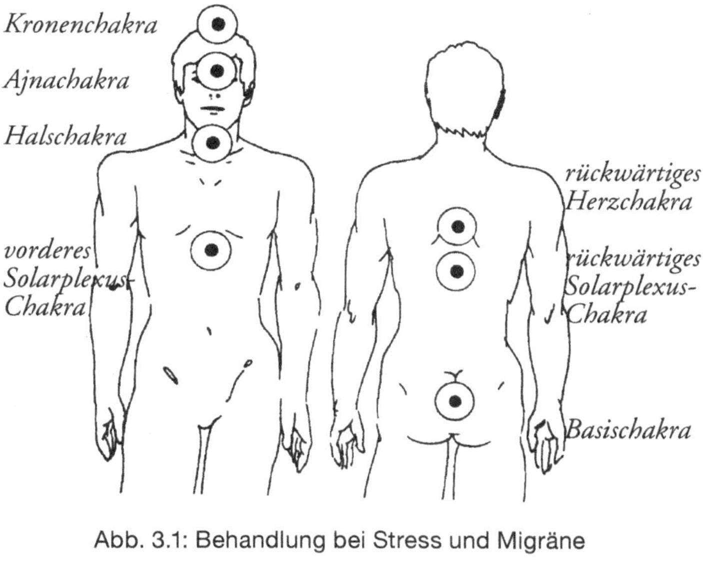

Abb. 3.1: Behandlung bei Stress und Migräne

Vorgehensweise:

1. Beginnen Sie mit einer gründlichen Anamnese. Scannen Sie dann alle Hauptchakras und führen Sie ein allgemeines Sweeping durch.

2. Nehmen Sie nun ein gründliches örtliches Sweeping vor und energetisieren Sie mit der Kronen-/Handchakra-Technik das vordere und rückwärtige Solarplexus-Chakra mit hellviolettem oder elektrisch-violettem Prana. Reinigen und energetisieren Sie abwechselnd so lange, bis sich der Klient erleichtert fühlt.
3. Dämpfen Sie das überaktive Solarplexus-Chakra, indem Sie mit der Hals-/Handchakra-Technik hellblaues Prana projizieren. Stellen Sie sich vor, wie sich dieses Chakra allmählich wieder normalisiert.
4. Führen Sie ein örtliches Sweeping des vorderen und rückwärtigen Herzchakras durch. Energetisieren Sie mit der Kronen-/Handchakra-Technik das Herzchakra durch den Rücken mit hellviolettem oder elektrisch-violettem Prana. Das besänftigt und beruhigt den Klienten. Das vordere Herzchakra sollte nicht direkt energetisiert werden, um einen Pranastau zu vermeiden.
5. Kronen- und Ajnachakra sollten mithilfe der Kronen-/Handchakra-Technik mit hellviolettem oder elektrisch-violettem Prana gereinigt und energetisiert werden, um sie von stressauslösenden negativen Gedanken und Gefühlen zu befreien. Unter Stress stehende Klienten leiden oft wochen-, monate- oder jahrelang an Migräne. Diese Behandlung führt meist zur Heilung solcher chronischen Beschwerden. Wenn das Ajnachakra überaktiv ist, dämpfen Sie es durch Energetisieren mit hellblauem Prana.
6. Einiges von der Stressenergie geht aus dem Solarplexus-Chakra in das Basischakra. Mancher Stressgeplagte hat ein erschöpftes Basischakra. Führen Sie in diesem Fall ein gründliches örtliches Sweeping durch und energetisieren Sie das Basischakra mit weißem Prana.

Als Anfänger erzielen Sie hierbei auch mit den Sweeping- und Energetisierungstechniken der Grundstufe des Pranaheilens gute Erfolge.

Der Heiler muss bei der Behandlung natürlich darauf achten, dass er selbst nicht angespannt ist, weil sich diese Schwingungen sonst auf den Klienten übertragen. Bei korrekt durchgeführter Behandlung erfahren die meisten Patienten eine wesentliche Besserung ihrer Beschwerden oder genesen vollkommen. Es ist ratsam, diesen Klienten sowohl die Bauchatmung beziehungsweise die Atemmeditation als auch die *Meditation über zwei Herzen* beizubringen. Das hilft ihnen, sich wieder emotional und mental unter Kontrolle zu bekommen und inneren Frieden zu finden.

Wie Sie Ihre Partnerschaft verbessern können

Einer der Hauptgründe für das Scheitern vieler Ehen ist die verbreitete Unsitte, den Ehepartner als »seelischen Mülleimer« zu benutzen. Der Mann und/oder die Frau stehen oft bei der Arbeit unter großer Anspannung. Da das Arbeitsumfeld emotionale Ausbrüche in der Regel nicht zulässt, reagiert der betreffende Partner seine Anspannung oder Frustration abends in den heimischen vier Wänden ab. Das führt dann leicht zu einem heftigen Wortwechsel mit dem Partner oder den Kindern und endet manchmal sogar mit körperlicher Gewalt. Langfristig zerrütten solche Szenen die Ehe, und die Kinder verlieren ihr seelisches Gleichgewicht. Um solche Probleme zu vermeiden oder zu minimieren, können Sie Ihrem von der Arbeit heimkehrenden Partner eine Prana-Psychotherapie-Behandlung anbieten. Das reduziert den Stress und macht Wortgefechte überflüssig. Selbst wenn Ihr Partner keine äußeren Anzeichen von Anspannung zeigt, schenkt ihm eine solche Behandlung ein willkommenes

Gefühl inneren Friedens, was erheblich zur Verbesserung der Beziehung beitragen kann.

Diese Behandlung kann auch bei jähzornigen oder übermäßig temperamentvollen Kindern angewandt werden. Auch im Büro oder unmittelbar vor wichtigen Entscheidungen ist sie hilfreich, denn dann können die Entscheidungen schneller und objektiver gefällt werden, ohne dass erhitzte Diskussionen ausbrechen.

Behandlung von Reizbarkeit, Ängstlichkeit, Kummer und Hysterie

Wenden Sie hier die gleiche Behandlung an wie bei Stress. Beginnen Sie stets beim Solarplexus-Chakra. Ist dieses Chakra überaktiv, sollte es mit der Hals-/Handchakra-Technik mit hellblauem Prana gedämpft werden. Bei hysterischen Klienten sollte unmittelbar nach der Behandlung des Solarplexus-Chakras das Herzchakra vom Rücken aus energetisiert werden. Das wirkt sich besänftigend und beruhigend aus. Bei Menschen mit schwerem Kummer muss die Behandlung einige Tage lang – vielleicht sogar einige Wochen – mindestens zweimal täglich durchgeführt werden. Andernfalls fühlen sich die Behandelten zwar zunächst besser, erleiden aber wahrscheinlich Rückfälle.

Vorgehensweise:

1. Scannen Sie das vordere und das rückwärtige Solarplexus-, Herz- und Ajnachakra von vorne und von der Seite. Vergleichen Sie die Größe der Chakras.
2. Scannen Sie das Kronenchakra. Stellen Sie sich vor, es bestehe aus vier Teilen, und prüfen Sie, ob sie gleich groß sind. Spüren Sie, ob es Unregelmäßigkeiten oder Ausbeulungen gibt. Überprüfen Sie auch die Mitte des Kronen-

chakras. Falls es Unregelmäßigkeiten gibt, arbeiten Sie daran.

3. Scannen Sie das rückwärtige Solarplexus-Chakra. Teilen Sie es ebenfalls in vier Teile und überprüfen Sie es auf Ausbuchtungen.

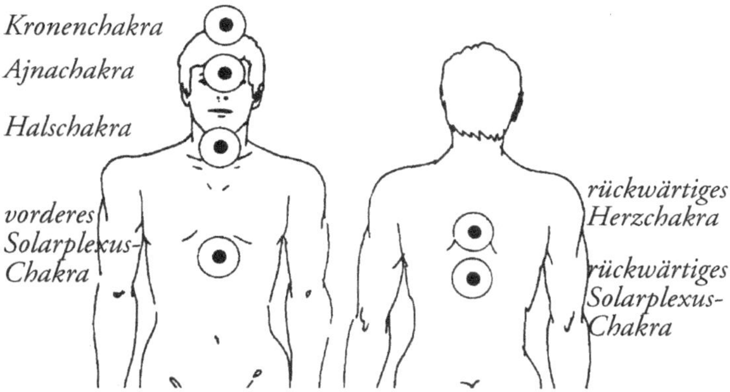

Abb. 3.2: Behandlung von Reizbarkeit, Ängsten, Kummer und Hysterie

4. Machen Sie ein allgemeines Sweeping mit der Kronen-/Handchakra-Technik unter Verwendung von hellviolettem oder elektrisch-violettem Prana.
5. Konzentrieren Sie sich auf Ihr Kronenchakra und Ihre Handchakras. Energetisieren Sie das vordere und das rückwärtige Solarplexus-Chakra mit hellviolettem oder elektrisch-violettem Prana, um die negative emotionale Energie aufzulösen.
6. Scannen Sie das vordere und das rückwärtige Solarplexus-Chakra noch einmal. Teilen Sie das vordere Solarplexus-Chakra in vier Teile und führen Sie ein Sweeping mit elektrisch-violettem Licht durch. Reinigen und ener-

getisieren Sie das rückwärtige Solarplexus-Chakra auf die gleiche Weise. Dämpfen Sie das überaktive Solarplexus-Chakra, indem Sie es mit hellblauem Prana energetisieren (Hals-/Handchakra-Technik).

7. Scannen Sie das vordere und rückwärtige Solarplexus-Chakra von der Seite. Verteilen Sie die Energie mithilfe des Sweepings.
8. Scannen Sie das Herzchakra. Führen Sie ein gewöhnliches Sweeping am vorderen Herzchakra durch. Verwenden Sie die Kronen-/Handchakra-Technik und energetisieren Sie das vordere Herzchakra durch das rückwärtige Herzchakra mit elektrisch-violettem Licht. Aktivieren Sie das rückwärtige Herzchakra, indem Sie innerlich sagen: »Größer, größer, größer!« Schütteln Sie Ihre Hände aus. Stabilisieren Sie die projizierte Energie, indem Sie das rückwärtige Herzchakra mit einem sehr hellen Hellblau versehen.
9. Scannen Sie das Ajna- und das Halschakra. Sweepen und energetisieren Sie beide mit elektrisch-violettem Licht. Scannen Sie sie noch einmal und stabilisieren Sie sie mit hellblauem Prana.
10. Scannen Sie das Kronenchakra. Visualisieren Sie es in vier Teilen und sweepen Sie jedes dieser Teile. Energetisieren Sie das Kronenchakra mit elektrisch-violettem Prana. Scannen Sie das Kronenchakra noch einmal und stabilisieren Sie die projizierte Energie.
11. Bei lang anhaltenden Ängsten ist es notwendig, Schutzschilde für das vordere und rückwärtige Solarplexus-Chakra, das Ajna- und das Kronenchakra zu erschaffen. Es ist auch ratsam, ein Schutzschild für die Aura zu errichten. Das wird den Genesungsprozess unterstützen und verkürzen. Wiederholen Sie die Behandlung zweimal wöchentlich.

Prana-Selbstbehandlung bei Stress, Reizbarkeit, Kummer und Ängstlichkeit

1. Praktizieren Sie die langsame, tiefe Bauchatmung beziehungsweise die Atemmeditation, bis Sie innerlich zur Ruhe gekommen sind. Das kann 10 bis 20 Minuten dauern. Sie können diese Art der Atmung auch bei der Arbeit oder in anderen Situationen großer Anspannung durchführen. Die Bauchatmung wirkt sich immer besänftigend, beruhigend und vitalisierend aus. Das ist besonders für Menschen in technisierten Ländern segensreich, für die ein großer Leistungsdruck und ein hoher Stresspegel zum Alltag gehören.
2. Sie können stattdessen auch das vordere Solarplexus-Chakra abwechselnd reinigen und energetisieren, bis Sie sich besser fühlen. Reinigen und energetisieren Sie auch das Kronen- und Ajnachakra. Während der Reinigung und Energetisierung können Sie die tiefe Bauchatmung durchführen.
3. Praktizieren Sie die *Meditation über zwei Herzen*. Richtig durchgeführt wird sie Ihnen erstaunlich schnell helfen und inneren Frieden schenken. Mit ihrer Hilfe können auch Paarbeziehungen verbessert werden, vor allem wenn beide Partner die Meditation täglich praktizieren.
4. Üben Sie sich regelmäßig in positiver Imagination. Visualisieren Sie die Stress erzeugende Situation. Betrachten Sie sie objektiv und losgelöst. Stellen Sie sich vor, wie Sie ganz ruhig werden und das Richtige tun. Wenden Sie dabei die tiefe Bauchatmung an. Wiederholen Sie diese Übung täglich, bis sich Ihre Reaktion auf die betreffende Angelegenheit verändert hat. Mit der Vorstellung, ruhig und gelassen das Richtige zu tun, erzeugen Sie positive Gedankenmuster. Das wird Sie konditionieren, positiv auf die Stress erzeugenden Umstände zu reagieren.

Es ist ratsam, die Atemmeditation (Bauchatmung) und die *Meditation über zwei Herzen* täglich durchzuführen, um im Umgang mit den eigenen Gefühlen und Gedanken eine gewisse Souveränität zu erlangen.

Wenn man gereizt, wütend oder angespannt ist, fällt es schwer, objektiv und klar zu denken. Diese Gefühlszustände beeinflussen die Qualität Ihrer Entscheidungen natürlich nicht zum Guten. Ich empfehle daher, auch am Arbeitsplatz Prana-Psychotherapie durchzuführen. Sie können auch einen Arbeitskollegen oder eine Kollegin bitten, bei Ihnen eine Behandlung durchzuführen, um den Stress zu reduzieren und damit Ihre Leistung zu steigern.

Impotenz

Sexuelle Leistungsschwäche kann sowohl körperliche als auch psychische Ursachen haben. Bei Menschen, die an Impotenz leiden, sind das Sexualchakra und das Nabelchakra erschöpft. Auch das Basischakra ist häufig in Mitleidenschaft gezogen. Falls dieser Störung psychische Ursachen zugrunde liegen, muss man das Solarplexus-, Herz-, Ajna- und Kronenchakra behandeln.

Vorgehensweise:

1. Führen Sie eine Anamnese durch.
2. Scannen Sie den Klienten und führen Sie ein allgemeines Sweeping durch.
3. Nehmen Sie am Basischakra, am Nabelchakra und am Sexualchakra ein örtliches Sweeping vor.

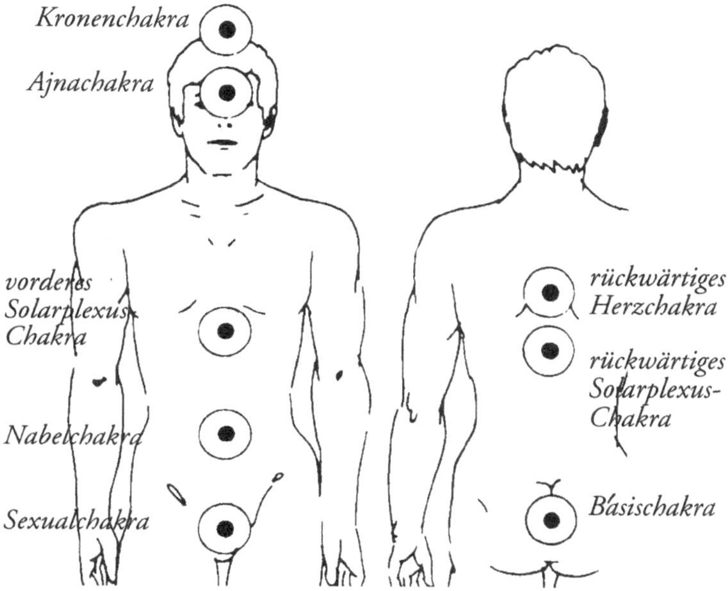

Abb. 3.3: Behandlung von Impotenz und Frigidität

4. Energetisieren Sie mit der Wurzel-/Handchakra-Technik diese Chakras mit hellrotem Prana. Falls der Klient an einer Geschlechtskrankheit leidet oder litt, darf keine Behandlung mit hellrotem Prana erfolgen, weil sonst die schlummernden Keime aktiviert werden könnten!
5. Reinigen und energetisieren Sie mit der Kronen-/Handchakra-Technik das Solarplexus-, Ajna- und Kronenchakra mit hellviolettem Prana. Der Behandler muss beim örtlichen Sweeeping innerlich die Absicht haben, diese Chakras von Stress und anderen negativen Energien zu befreien.
6. Dämpfen Sie das überaktive Solarplexus-Chakra durch Energetisieren mit hellviolettem Prana. Verwenden Sie hierzu die Kronen-/Handchakra-Technik.

7. Reinigen und energetisieren Sie das Herzchakra vom Rücken aus durch die Kronen-/Handchakra-Technik mit hellviolettem Prana.

Wiederholen Sie diese Behandlung zweimal wöchentlich. Bei richtiger Durchführung sollte sich nach etwa einem Monat eine wesentliche Besserung einstellen. Weisen Sie den Klienten darauf hin, dass er nach Wiedererlangen seiner sexuellen Potenz noch eine Zeit lang enthaltsam leben muss, damit die sexuelle Energie wieder ins Gleichgewicht gelangt. Andernfalls könnte sich das Sexualchakra in kurzer Zeit wieder erschöpfen.

Erfahrungsberichte

Thema: Stress und Ängste

Luisa (51) litt seit 6 Jahren unter einem merkwürdigen Gefühl in der Brust – was mit Stress und Angstzuständen zusammenhing. Als Psychologin glaubte sie nicht daran, dass ihr so etwas wie Prana-Psychotherapie helfen könnte. Sie wurde 15 Minuten lang mit Prana-Psychotherapie behandelt. Das merkwürdige Gefühl ließ allmählich nach. Am Ende der Behandlung fühlte sie sich friedvoll und ruhig. Das Gefühl kehrte seitdem nicht wieder zurück.

Dara Sonia Filipof (Heilerin), Argentinien, Juni 1998

Thema: Stress, Panik, starke Erschöpfung und Atemnot

Nach der Lektüre eines Buches über die Apokalypse Anfang 1996 überkam mich, Maria K. S. (55), ein Panikanfall. Ich litt unter Atemnot, mein Atem wurde mühsam und flach. Ich musste mir die Nase zuhalten und durch den Mund atmen. Es schien so, als ob mein Zwerchfell ständig krampfte. Trotzdem

arbeitete ich weiter, bis ich vor Erschöpfung körperlich am Ende war. Im Dezember 1996 konsultierte ich einen ganzheitlichen Therapeuten. Meine körperlichen Beschwerden wurden geheilt, nur meine Atemnot nicht. Ich war äußerst erschöpft und konnte mich weder bewegen noch arbeiten. Im Mai 1999 fand ich in einem Buchladen das Buch *Milagres da Cura Pranica* (»Wunder der Pranaheilung«). Als ich es öffnete, wusste ich, dass ich gefunden hatte, wonach ich suchte. Ich wollte sofort so eine Behandlung haben. Ich suchte in der Therapeutenliste und fand den Namen von Terezinha G. Melaré, die in meiner Nähe wohnte. Nach vier Behandlungen gewann ich meine Kraft wieder und atmete normaler. Ich fing an, das Leben positiv zu sehen, voller Schönheit und mit Optimismus. Ich lernte auch, meine Energie zu halten. Für die Pranaheilung bin ich sehr dankbar. Sie ist die schnellste und effizienteste Technik, die ich für meine Genesung gefunden habe. Ich hoffe, auch Pranaheilung zu erlernen.
Terezinha G. Melaré (Heilerin; im Namen von Maria K. S.), Brasilien, August 1999

Thema: Gesichtslähmung durch Stress und Ängste
Als sehr angespannter, lebhafter Mensch litt ich, Marly P. F. (60), unter Bluthochdruck und schließlich an einer Gesichtslähmung und fortgeschrittenem Haarausfall. Ich versuchte es mit mehreren Therapien, auch Akupunktur, doch ohne Erfolg. Ein Freund erzählte mir von Pranaheilung und bot mir an, mich zu behandeln. Meine Gesichtslähmung verschwand und mein Blutdruck normalisierte sich. Mein Haar fing an, stärker nachzuwachsen. Viel wichtiger ist mir jedoch die Verbesserung meines Gefühlslebens. Ich bin sehr glücklich geworden. Wann immer ich Anzeichen von Stress, Nervosität oder Ängstlichkeit verspüre, wende ich mich der Pranaheilung zu. Meine 35-jährige Ehe ist besser denn je. Ich verwende die Farben der fortge-

schrittenen Pranaheilung, um mein Heim und meinen Mann zu harmonisieren. Vor einiger Zeit litt mein Sohn unter Panikattacken. Er glaubte, an einer schweren Krankheit zu leiden, obwohl die Ärzte ihm bescheinigten, dass er nicht krank sei. Die Pranaheilung half ihm, zu gesunden. In der Vergangenheit machten mich die Probleme meines Lebens depressiv und verängstigt. Doch seit ich emotional mehr im Gleichgewicht bin, betrachte ich meine Probleme mit spiritueller Kraft. Meine neue Art, mit dem Leben umzugehen, hat mich Lösungen für Probleme finden lassen. Die Umstände haben sich nicht geändert – *ich* habe mich verändert. Die Prana-Behandlungen haben mir vor allem emotionale Ausgeglichenheit und Fröhlichkeit gegeben. Ich bin dankbar dafür und lasse alle meine Freunde und Verwandten an der Pranaheilung teilhaben.
Marly P. F., Brasilien, August 1999
(Heilerin: Yara Fleury van der Molen)

Thema: Nervosität
Durch den Heiler Ailton Honorato da Silva kam ich erstmals in Kontakt mit Pranaheilung. Ich, Marlene D. P. P. (58), war an jenem Tag sehr nervös und hatte Magenschmerzen. In dem Augenblick, da ich Energie bekam, ließ der Schmerz nach. Nach einigen Monaten besuchte ich Ailton wieder, weil ich an einer schweren Grippe litt. Ich fühlte mich auch emotional schwach. Über anderthalb Monate hinweg erhielt ich wöchentlich Behandlungen. Das tat mir gut, ich fühlte mich gestärkt und es half meinem Darm, der von den Medikamenten überlastet war. Mir war so, als ginge es mir auch emotional besser. Ich habe seit Langem Erfahrung mit anderen alternativen Heilmethoden, doch ich empfehle Pranaheilung für alle, die sich geschwächt fühlen.
Marlene D. P. P., Brasilien, August 1999

Thema: Emotionaler Stress, Ängste

Die Klientin, Liliane L. (65), ist meine Schwester – eine sehr starke Persönlichkeit. In einem Zeitraum von 20 Jahren hatte sie dreimal Krebs mit entsprechenden Operationen und nachfolgender Behandlung mit sehr starker Bestrahlung und Chemotherapie. Außerdem hat sie ein Kind mit Downsyndrom. Trotzdem führt sie ein ganz normales Leben mit vielen gesellschaftlichen Verpflichtungen. Als unser Vater im Mai 1999 starb, nahm sie sein Tod so mit, dass sie sich weigerte, ihn noch einmal zu sehen. Aber als Älteste von fünf Geschwistern musste sie bei der Beerdigung in der Kirche eine Rede halten. Mir war klar, dass sie Hilfe brauchte, um die Belastung zu überstehen, und deshalb praktizierte ich mit ihr am Tag vor dem Begräbnis die folgenden Prana-Heilbehandlungen:

1. Allgemeines Sweeping und gründliches örtliches Sweeping an den höheren Chakras, an Herz, Solarplexus, Leber und Nabel (nach Bitte um Hilfe von ihren und meinen Engeln sowie von den spirituellen Meistern);
2. gründliche Prana-Psychotherapie an ihrem Solarplexus-Chakra mit hell- bzw. elektrisch-violettem Prana;
3. Energetisierung der höheren Chakras mit elektrisch-violettem Prana;
4. Programmierung mit Liebe, Mitgefühl und Glauben mit elektrisch-violettem Prana, damit sie 24 Stunden lang die Ruhe bewahren konnte.

Am nächsten Tag konnte meine Schwester das Begräbnis ruhig überstehen. Auf der Kanzel sprach sie über das Leben meines Vaters, und den ganzen Tag ging sie uns voller Stärke und Glauben mit gutem Beispiel voran. Ich praktizierte die gleiche Behandlung an meiner Tante, die nach ihrer kürzlich erfolgten zweiten Krebsoperation noch sehr schwach war. Auch sie bewies

beim Begräbnis meines Vaters Stärke und hatte ihre Emotionen unter Kontrolle. Ich selbst glaube, dass der Tod nur der Übergang hin zur Verwirklichung unseres wahren Wesens, nämlich der Liebe und des Lichts, ist. So hatte ich meinem Vater während der letzten Augenblicke beigestanden, in denen er noch in seinem Körper war. Er war 86 Jahre alt, hatte Morbus Alzheimer und wollte nicht mehr leben. Ich reinigte seinen Körper mit Worten der Liebe und Segnungen mit elektrisch-violettem Prana, insbesondere das Herz- und das Kronenchakra. Meditierend begleitete ich seine Seele auf ihrer Reise ins Licht. Ich bin Master Choa sehr dankbar, dass ich so viel über Energie (die Materie, aus der wir bestehen) und die Techniken gelernt habe, mit denen wir im täglichen Leben alle möglichen Probleme und Herausforderungen erfolgreich bewältigen können.
Jacqueline L. (Heilerin), Frankreich, September 1999

Thema: Starker Stress
Die Klientin litt seit vielen Monaten unter starken Rückenschmerzen, die vom Gesäß und den Rückseiten der Schenkel ausgingen. Alle möglichen Behandlungen hatten keinen Erfolg gebracht. Beim Scannen zeigte sich, dass das Hals- und das Solarplexus-Chakra sehr überaktiv waren. Das Basischakra war sehr erschöpft und überaktiv. Die Klientin stand unter starkem Stress, weil sie keine Arbeit delegieren konnte und deshalb selbst überarbeitet war. Sie hatte die Einstellung, niemand könne ihre Arbeit so gut erledigen wie sie selbst. Sie wurde mit Prana-Psychotherapie behandelt und erhielt den Rat, ihre Arbeit mit anderen zu teilen. Nach zwei Behandlungen ging es der Klientin sehr gut.
Ramani Joseph (Heiler), Indien, September 1999

Thema: Rettung einer Ehe, die kurz vor der Zerrüttung stand

Die 20-jährige Ehe des Klienten stand kurz vor der Scheidung. Er war sehr verwirrt und konnte nicht einmal klar denken, als er beim Pranaheilen seine letzte Zuflucht suchte. Alle Chakras wurden mit Prana-Psychotherapie behandelt. Ihm wurde aufgetragen, seine Ehefrau regelmäßig zu segnen. Nach etwa einmonatiger Behandlung war die Beziehung zwischen dem Klienten und seiner Ehefrau wieder besser – er wollte sich nicht mehr von ihr trennen. Nach einem Jahr berichtete der Klient, seine Ehe stehe wieder auf stabilen Beinen; das Pranaheilen habe sein Leben von Grund auf verändert.

Ramani Joseph (Heiler), Indien, September 1999

Thema: Beziehungsprobleme

Die Beziehung zwischen dem erwachsenen Sohn und seinem Vater hatte sich aufgrund von Beziehungsproblemen sehr verschlechtert. Sie kamen einfach nicht miteinander aus – schon monatelang. Der Sohn platzte fast vor Wut; er war geradezu hysterisch, als er sich an mich um Hilfe wandte. Er wurde mit Prana-Psychotherapie behandelt und lernte zu meditieren. Nach nur einer Sitzung war das Problem gelöst. Er ging nach Hause und kündigte an, er werde heute Abend mit seinem Vater Schach spielen.

Ramani Joseph (Heiler), Indien, September 1999

Thema: Ängste

Ich (19) leide unter Angstzuständen und hatte schon in meiner Kindheit kein Selbstvertrauen. Oft hatte ich Depressionen. Ich dachte, ich wäre anderen unterlegen, und konnte nicht gut mit Leuten kommunizieren. So war das bis 1998. Dann unterzog

ich mich zwei Prana-Heilbehandlungen und fühlte mich voller Selbstvertrauen. Ich war im Beruf entscheidungsfähig und konnte meine Probleme ganz leicht lösen. Ich fühlte mich wie ein anderer Mensch. Das brachte mich dazu, 1998 bis 1999 eine Grund- und Fortgeschrittenenausbildung in Pranaheilen sowie in Prana-Psychotherapie zu machen. Jetzt mache ich eine Ausbildung zum Zahnarzt, und mein Wissen über Pranaheilung hilft mir sehr.
H. K. S., Indien, September 1999
(Heilerin: Yamuna Prabhakar)

Thema: Angstanfälle
Eines schönen Morgens rief mich meine Freundin an und erzählte mir, dass ihre jüngere Schwester am Weinen war und nicht zu ihrem Examen gehen wollte, das in vier Tagen stattfand. Schon seit ihrer Kindheit litt die Schwester unter Angstanfällen, aber die letzten drei Jahre hatte sie es nicht mehr unter Kontrolle. A. aß nichts und litt unter Schlaflosigkeit. Sie weinte die ganze Zeit und weigerte sich, sich mit ihren Büchern zu beschäftigen. Die homöopathischen Medikamente, die ihr früher geholfen hatten, brachten jetzt keine Linderung mehr. Ich wies meine Freundin an, sie solle ihrer Schwester ein Salzwasserbad zubereiten. Da A. alleine sein und nirgends hingehen wollte, praktizierte ich Fernheilung. Zu Beginn dieser Behandlung wurde ich selbst sehr nervös und war nicht gerade zuversichtlich. Aber nach und nach entspannte ich mich. Das Scannen der Chakras ergab, dass die meisten Chakras verstopft und überaktiv waren. Ich behandelte sie mit Prana-Psychotherapie, abschließend ihr Herzchakra vom Rücken her, und fühlte mich selbst sehr entspannt. Nach der Fernheilungsbehandlung fiel A., wie mir die Schwester mitteilte, in den Schlaf. Als sie aufwachte, zog sie freiwillig ihre Bücher vor und sagte, sie habe eingesehen, dass sie lernen müsse. Abends ging es

ihr besser; sie konnte auch zu Abend essen. Insgesamt verhielt sie sich normaler. Ich teilte meiner Freundin mit, dass ihre Schwester eine weitere Sitzung am Abend brauche, da sie sonst womöglich einen Rückfall haben würde. Doch die Schwester war so überwältigt davon, um wie viel besser es A. ging, dass sie nur anrufen wollte, falls sich ihr Zustand verschlechterte. Trotz meiner Bemühungen war keine zweite Sitzung möglich. Am nächsten Morgen rief die Freundin an: Die Schwester hatte einen Rückfall erlitten und jetzt wollte sie sie zu einem Arzt bringen. Falls eine Heilbehandlung nötig wäre, würde sie noch mal anrufen. Ich hörte nichts mehr von ihr. Dennoch war das eine gute Erfahrung für mich. Ich freue mich darauf, andere Klienten zu behandeln.
Smriti Tyagi (Heilerin), Indien, Juni 2000

Thema: Reizbarkeit, Ängste, Verzweiflung

Die 33-jährige Giovanna litt nicht nur unter pochenden Kopfschmerzen und Schmerzen im Unterleib, sondern legte auch gewalttätiges Verhalten an den Tag und wurde beim kleinsten Anlass reizbar und wütend. Nachts konnte sie nicht schlafen und fühlte sich daher völlig erschöpft. Seit Jahren wurde sie medizinisch und mit alternativen Heilmethoden behandelt, aber nichts half. Als Giovanna mit Prana-Psychotherapie behandelt wurde, zeigte sie großes Vertrauen in die Behandlung und kam regelmäßig zu den Sitzungen, die ein paar Monate lang zwei- bis dreimal wöchentlich stattfanden. Sie ließ sich von mir in die *Meditation über zwei Herzen* einführen. Nachdem es ihr besser ging, nahm sie am Grundkurs über Pranaheilen teil. Die Heilbehandlung läuft nach wie vor; Giovanna hat ihre Probleme inzwischen bewältigt, was für mich ein sehr befriedigendes Gefühl ist. Sie hat ihre innere Stärke entdeckt, mit der sie in Zukunft auch anderen helfen könnte.
Marcello Griffo (Heiler), Italien, November 1999

Thema: Reizbarkeit, Verzweiflung

Die Großeltern der 7-jährigen Carolina ließen mich holen, weil das Mädchen hohes Fieber hatte, seit 20 Tagen ununterbrochen weinte, nichts essen wollte und geschockt und nervös wirkte. Wie ich feststellte, wurde das Kind von Elementalen heimgesucht – eventuell, wie ihr Großvater meinte, weil der Vater als Arzt arbeitete. Ich bat einen der Heiler aus meiner Klinik für Pranaheilen um Hilfe für die allgemeine Heilbehandlung. Ich versuchte, Carolinas Problem zu verstehen; sie wollte mit ihren Großeltern zum Haus ihrer Eltern fahren, das etwa 500 Kilometer von meinem Wohnort entfernt liegt. Ich sagte den Großeltern, dass ich mit ein paar Prana-Behandlungen anfangen und danach Fernheilung praktizieren würde. Nach einwöchiger Prana-Behandlung ging es dem Kind sehr gut und es aß mehr als je zuvor. Die Probleme waren gelöst. Für das Haus, in dem Carolina wohnte, führte ich Fernheilung aus. Danach nahm Carolinas Großmutter an einem Grundkurs in Pranaheilen teil, sodass sie ihre Enkelin jetzt bei Bedarf behandeln kann.

Marcello Griffo (Heiler), Italien, November 1999

Thema: Angstgefühle

Ich, Manny C. (35), war voller Ängste, wurde leicht nervös und war geistig verwirrt. Außerdem litt ich unter Schlaflosigkeit und drei Jahre lang auch unter Albträumen. Zwei Monate lang erhielt ich zweimal wöchentlich eine Prana-Behandlung. Inzwischen fühle mich physisch, emotional und spirituell viel stabiler. Meine Angst und Nervosität sind viel besser geworden und ich habe eine positivere Lebenseinstellung.

Manny C., Philippinen, September 1998

Thema: Wut

Ich bin Hausfrau und Geschäftsfrau. Während einer Meditation vor zwei Tagen erlebte ich etwas ganz Wichtiges: Ich war total schlecht drauf, war wütend auf meinen Mann, weil ich das Gefühl hatte, dass er fremdging. Die ganze Nacht hatte ich ein schlechtes Gewissen und war voller Hassgefühle – deshalb konnte ich nicht schlafen und weinte die ganze Zeit. Dann wurde mir klar, dass mir das nicht weiterhalf. Um vier Uhr morgens praktizierte ich die *Meditation über zwei Herzen*. Die Erfahrung war etwas ganz Besonderes, denn danach fühlte ich mich voller Liebe, Verständnis und Frieden. Der Hass und die Wut auf meinen Mann waren verschwunden. Und als er schließlich nach Hause kam, versicherte er mir, ohne dass ich nachfragte, dass er mir treu war.

S. M. B., Philippinen, September 1988

Thema: Eheprobleme

Mein Freund Bob Z. rief mich eines Freitagnachts an und erzählte mir, ihm stünde eine Konfrontation mit seiner Frau bevor, die ihn verlassen hatte. Sie wollte mit einem Rechtsanwalt vorbeikommen, um Unterhalt für die gemeinsamen Kinder zu fordern. Bob war sehr nervös, ängstlich, deprimiert und natürlich auch sehr wütend. Ich riet ihm, schlafen zu gehen und ruhig zu bleiben, damit er klar denken konnte. Er fragte, wie er das bewerkstelligen solle. Der bloße Gedanke an die Auseinandersetzung machte ihn total unruhig. Also versprach ich ihm eine Fernbehandlung mit Pranaheilen und bat ihn, 10 Minuten lang ganz still zu sein, die Augen zu schließen und zu beten, dass sich am nächsten Tag alles zum Guten wenden würde. 10 Minuten lang führte ich ein Sweeping mit violettem Licht in seiner Aura durch, energetisierte sein Kronen-, Ajna-, Hals- und Solarplexus-Chakra mit blauem bzw. violettem Licht. Am nächsten Morgen, einem Samstag, rief ich ihn an und fragte, wie er geschlafen habe. Er erzählte, dass er nach nicht einmal 10 Minuten »aus dieser Welt« weg war und morgens um halb sieben sehr ausgeruht aufgewacht sei. Doch später wurde er wieder sehr nervös und wütend. Ich ließ ihn ein Gebet sprechen:

»Gott ist allmächtig, Gott ist barmherzig.
Ich glaube und vertraue darauf, dass er mich
von meinen Ängsten erlösen kann. So soll es sein.«

Er sollte dieses Gebet den ganzen Nachmittag lang, wenn er seiner Frau gegenübersaß, mental wiederholen. Das machte er; sobald seine Frau laut wurde, betete er diese Affirmation. Sie klärten an diesem Nachmittag ihre Probleme ohne Beschimpfungen oder Gewaltausbrüche. Laut Bob hatten die Pranaheilung und das Gebet wirklich einen beruhigenden Einfluss.
Bienvenida S. Bernas (Heilerin), Philippinen

Thema: Familiäre Probleme
Ich ging zu Heidis Ladengeschäft, um etwas zurückzugeben, und merkte, dass sie total durcheinander war und beim Sprechen kaum Luft holen konnte. Ich kenne Heidi nicht so sehr gut, aber es ging ihr wahrscheinlich so schlecht, dass sie kaum anders konnte, als mir von ihren Magenschmerzen zu erzählen. Ich bot eine Heilbehandlung an. Das Herz-, Ajna-, Kronen-, Solarplexus- und Basischakra waren erschöpft. Ich führte ein gründliches Sweeping am ganzen Körper durch. Dabei traten Heidi die Tränen in die Augen. Ich energetisierte alle erschöpften Bereiche mit violettem Licht. Nach 10 Minuten fühlte sich Heidi voll inneren Friedens. Noch bevor ich heimging, lächelte sie wieder und sagte, sie werde mit ihrer Tochter, die im Teenageralter war, über ihr Problem reden. Ihre Tochter hatte sie schon seit

einiger Zeit eingeschüchtert, und an diesem Morgen hatten sie einen Streit gehabt. Ich ging mit einem guten Gefühl, weil ich jemanden glücklich gemacht hatte.
Bienvenida S. Bernas (Heilerin), Philippinen

Thema: Angstgefühle

Der 15-jährige Richard wurde uns von seinen Eltern gebracht, weil er sich die Augenbrauen ausrupfte und schon seit einiger Zeit immer wieder die Haare ausraufte, sodass er schon kleine kahle Stellen am Kopf hatte. Er wurde des illegalen Drogenkonsums verdächtigt und beschuldigt, zu Hause Geld gestohlen zu haben. Beim Scannen waren sein Solarplexus- und sein Nabelchakra verstopft. Später gestand er ein, dass ihn der Vorwurf des Diebstahls sehr verletzte, weil er das nie getan habe. Außerdem fühlte er sich einsam und unsicher, denn er vermisste seine Eltern, die beide im Ausland arbeiteten. Nach der Heilbehandlung mit Prana sowie unterstützender konventioneller Psychotherapie fühlte er sich umgehend erleichtert und es ging ihm auch emotional besser.
Dr. Sonia L. Dy (Heilerin), Philippinen, Oktober 1988

Thema: Angstgefühle

D. F. kam zu mir, weil sie sich angespannt und ängstlich fühlte und die Nebenwirkungen der Asthmamedikamente fürchtete, die sie einnehmen musste. Statt eines Gesprächs bot ich ihr ein Scanning an und konnte ihr auch gleich sagen, dass sie wohl viele ihrer Gefühle unterdrückte. Die Klientin wunderte sich, wie ich das wissen konnte, obwohl sie mir noch gar nichts davon erzählt hatte. Ich erklärte ihr, wie sich Gefühle auf die Energiezentren bzw. »Chakras« auswirkten, und zeigte ihr, dass ihr Nabelchakra blockiert war. Danach sprach sie bereitwillig über

ihre Gefühle und vertraute mir an, dass sie ihre Gefühle gegenüber ihrer Familie nur schwer ausdrücken konnte, vor allem ihre Zuneigung, weil sie Angst vor Zurückweisung hatte. Das versetzte sie in große Angst, erzeugte Depressionen und Unsicherheit. Ich machte mit Prana-Psychotherapie weiter, und nach der Sitzung fühlte sich die Klientin erleichtert und entspannt. Bevor sie mich aufsuchte, war sie schrecklich hoffnungslos gewesen, doch nach der Behandlung hieß es: *»Nawala na ang ›worries‹ ko at nabuhayan ako ng loob«* (»Meine Sorgen waren verschwunden und ich fühlte neuen Mut«).
Dr. Sonia L. Dy (Heilerin), Philippinen, November 1988

Thema: Angstgefühle
Ein Geschäftsmann, Manager auf der mittleren Führungsebene in einem sehr wettbewerbsintensiven Umfeld, kam zu mir, weil er unter Schlaflosigkeit, Migräne, einem Schweregefühl in der Brust und starker körperlicher Erschöpfung litt. Wie ich feststellte, kamen diese Symptome von dem Druck und den hohen Anforderungen, die seine Arbeit mit sich brachte; sie lasteten schwer auf seinen Schultern. Beim Scannen des Klienten wurde klar, dass sein Solarplexus- und sein Nabelchakra verstopft waren. Ich behandelte ihn mit Prana-Psychotherapie. Danach fühlte sich der Klient erleichtert und sagte: *»Gumaan ang pakiramdam ko«* (»Ich fühle mich leichter«).
Dr. Sonia L. Dy (Heilerin), Philippinen, November 1988

Thema: Arbeitsbelastung
Mein Mann steht am Arbeitsplatz unter großem Stress. Wenn er am Feierabend nach Hause kommt, klagt er über Schmerzen am Solarplexus und im Herzbereich. Manchmal ist er deprimiert und leicht erregbar; er wird schnell wütend. Wenn ich ihn dann

mit Prana-Energie behandle, geht es ihm besser. Einmal bezeichnete er die Behandlung sogar als Wonne. Sooft ich mit Leuten zusammentreffe, die sich gerade streiten oder Kummer haben, führe ich, ohne dass sie es wissen, eine Pranaheilung durch und merke, dass es ihnen besser geht.
Riza Regis (Heilerin), Philippinen, August 1988

Thema: Wut
Die Klientin (C. C. N.) ist eine temperamentvolle Person. Um etwa 10 Uhr am 8. August 1988 wurde sie auf jemanden wütend. Je mehr sie darüber nachdachte, desto wütender wurde sie. Ich behandelte sie mit Prana-Fernheilung. Das beruhigte sie, sodass sie schlafen konnte. Am nächsten Tag war ihre Wut verflogen.
Sia Hian Eng (Heilerin), Philippinen, August 1988

Thema: Streit zwischen Mutter und Tochter
Mutter (M. B.) und Tochter (T. T.) hatten eine heftige Auseinandersetzung. Die Mutter betrank sich. Ich praktizierte eine Prana-Fernheilung – sie hörten auf zu streiten. Am nächsten Morgen lächelten sie, als wäre nichts passiert.
Dionisio Talabong (Heiler), Philippinen, August 1988

4. KAPITEL

Die Heilung von Phobien, Traumata, Besessenheit und Zwängen

Die Heilung geschieht durch das Freisetzen oder Entfernen der vom Klienten gespeicherten negativen psychischen Energien.
M. C. K. S.

Gedanken sind real. Das häufige Wiederholen negativer Gedanken- und Gefühlsmuster führt im Lauf der Zeit zur Entwicklung von Zwangsvorstellungen, die schließlich in Zwangshandlungen zum Ausdruck kommen können. Häufig wiederholte negative Handlungsmuster führen im Lauf der Zeit zur Entwicklung einer zwanghaften Persönlichkeit. Das Entfernen der angesammelten negativen Gedanken und Gefühle bewirkt eine rasche Heilung des Klienten.
M. C. K. S.

Eine Phobie ist eine unkontrollierbare, unregulierte Angst. Sie ist eine traumatische Erfahrung oder Angstenergie, die im Solarplexus-Chakra, im Kronenchakra und im Halschakra gespeichert wurde. Das Ajnachakra muss aktiviert werden, um die Willenskraft des Klienten zu stimulieren. Auch das rückwärtige

Herzchakra muss energetisiert und aktiviert werden, um eine beruhigende Wirkung zu erzielen.

Zwangsverhalten besteht dagegen aus zwei Aspekten:

1. Die Person wird ständig von unerwünschten, quälenden *Gedanken* heimgesucht.
2. Die Person hat wiederholt den Drang, unlogischen *Handlungs*impulsen nachzugeben, und es löst Angst aus, wenn sie es unterlässt.

Wiederkehrende negative Gedanken können zu wiederkehrenden negativen Handlungen führen. Wenn wir den Klienten von seinem Zwangsverhalten befreien wollen, dann müssen die mächtigen negativen Gedanken-Entitäten, die sich im Solarplexus-, Kronen- und Ajnachakra angesammelt haben, entfernt und aufgelöst werden.

Behandlung von Phobien und Traumata

1. Interviewen Sie den Klienten, scannen Sie alle Hauptchakras und führen Sie ein allgemeines Sweeping durch.
2. Reinigen Sie das Kronenchakra, das Solarplexus-Chakra, das Hals- und das Ajnachakra mithilfe der Kronen-/Handchakra-Technik unter Verwendung von hellviolettem beziehungsweise elektrisch-violettem Prana. Richten Sie dabei Ihre Absicht darauf, die traumatische oder angsterzeugende Energie zu entfernen und aufzulösen. Das Ajnachakra muss behandelt werden, um den Willen der Person zu stärken sowie ihre Gedanken und Gefühle in geregelte Bahnen zu leiten. Bei korrekter Ausführung müsste sich eine wesentliche Besserung einstellen.
3. Reinigen Sie das Herzchakra und energetisieren Sie es mit der Kronen-/Handchakra-Technik durch das rückwärtige Herzchakra mit hellviolettem oder elektrisch-violettem

Prana. Das soll dem Klienten ein friedvolles, entspanntes Gefühl geben.

4. Wiederholen Sie die Behandlung ein- bis zweimal wöchentlich, bis der Klient beschwerdefrei ist.

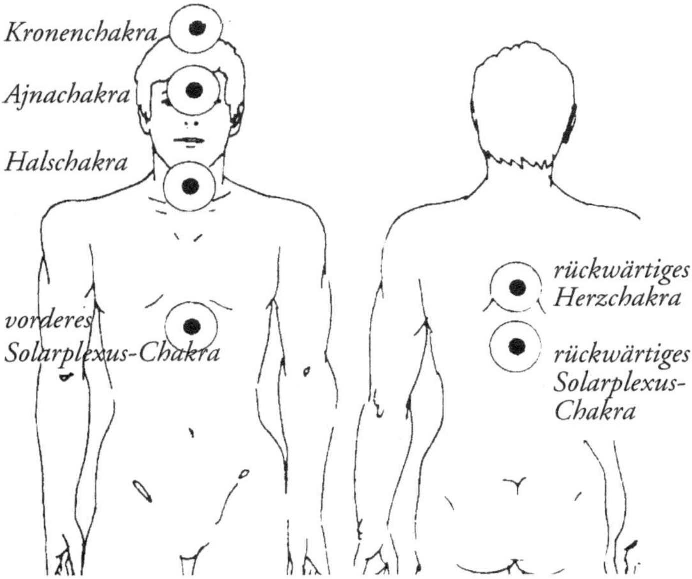

Abb. 4.1: Behandlung von Phobien, Traumata und Zwangsverhalten

Stottern

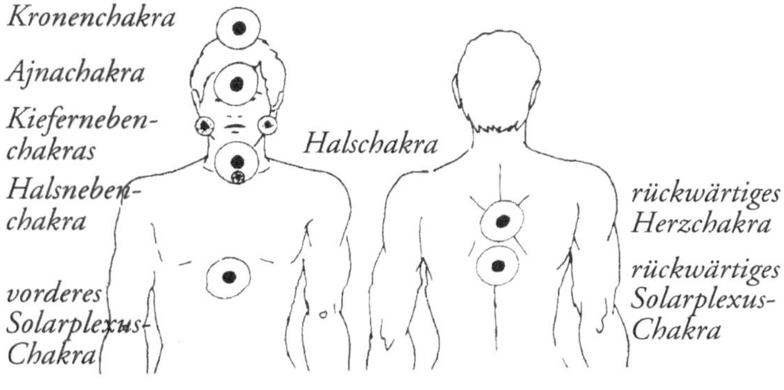

Abb. 4.2: Behandlung bei Stottern

Vorgehensweise:

1. Interviewen Sie den Klienten, scannen Sie alle Hauptchakras und führen Sie ein allgemeines Sweeping durch.
2. Führen Sie ein örtliches Sweeping und Energetisieren des Halschakras, des Halsnebenchakras und der Kiefernebenchakras durch. Verwenden Sie hellviolettes oder elektrisch-violettes Prana mit der Kronen-/Handchakra-Technik.
3. Reinigen Sie das Kronenchakra, das Solarplexus-Chakra sowie das Hals- und das Ajnachakra mithilfe der Kronen-/Handchakra-Technik unter Verwendung von hellviolettem beziehungsweise elektrisch-violettem Prana. Richten Sie dabei Ihre Absicht darauf, die traumatische oder angsterzeugende Energie zu entfernen und aufzulösen. Das Ajnachakra muss behandelt werden, um den Willen der Person zu stärken, ihre Gedanken und Gefühle in geregelte Bahnen zu leiten. Bei korrekter Ausführung müsste sich eine wesentliche Besserung einstellen.

4. Reinigen Sie das Herzchakra und energetisieren Sie es mit der Kronen-/Handchakra-Technik durch das rückwärtige Herzchakra mit hellviolettem oder elektrisch-violettem Prana. Das soll dem Klienten ein friedvolles, entspanntes Gefühl verleihen.
5. Wiederholen Sie die Behandlung ein- bis zweimal wöchentlich, bis der Klient beschwerdefrei ist.

Besessenheit und unkontrollierbare Zwänge

Diese Behandlung folgt dem gleichen Muster wie bei Phobien. Der einzige Unterschied besteht darin, dass man bei Zwängen die Absicht formuliert, die zwanghaften Gedanken zu beseitigen.

Essstörungen
Bei Klienten mit zwanghaftem Essverhalten weist das Solarplexus-Chakra meistens Risse auf und ist von negativen Elementalen besetzt. Auch das Halschakra und das Halsnebenchakra sind in Mitleidenschaft gezogen.

Vorgehensweise:

1. Um die zu zwanghaftem Essverhalten führenden negativen Elementale und Gedankenformen zu entfernen und die Risse im Schutznetz zu heilen, müssen mit der Kronen-/Handchakra-Technik das Solarplexus-, Hals-, Halsneben-, Ajna- und Kronenchakra mit hellviolettem oder elektrisch-violettem Prana gereinigt und energetisiert werden.
2. Reinigen und energetisieren Sie das Ajnachakra mit elektrisch-violettem Prana, um die Willenskraft der Person zu stärken.
3. Wiederholen Sie die Behandlungen, bis es dem Klienten besser geht.

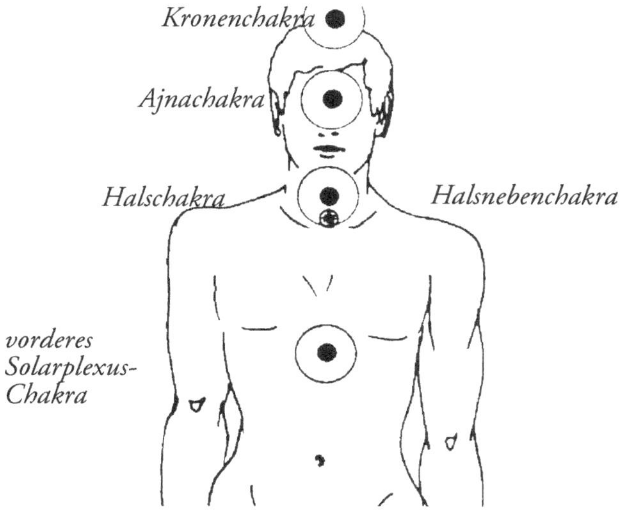

Abb. 4.3: Behandlung bei zwanghaftem Essverhalten

Nymphomanie, Exhibitionismus, sexuelle Gewalt und Kindesmissbrauch

Das Ausleben sexueller Wünsche und Bedürfnisse ist eigentlich etwas sehr Gesundes und Freudvolles und sollte keine Schuldgefühle verursachen. Sexuelles Verlangen sollte nicht unterdrückt, sondern in positive Bahnen gelenkt werden. Wer auf dem Weg esoterischer Lehren schon weiter fortgeschritten ist, kann die sexuelle Energie nutzen, um seine Kreativität zu steigern, seine Gesundheit zu fördern und seine spirituelle Entwicklung zu beschleunigen.

Vorgehensweise:

1. Führen Sie ein Interview (Anamnese) durch, scannen Sie alle Hauptchakras und machen Sie ein allgemeines Sweeping.

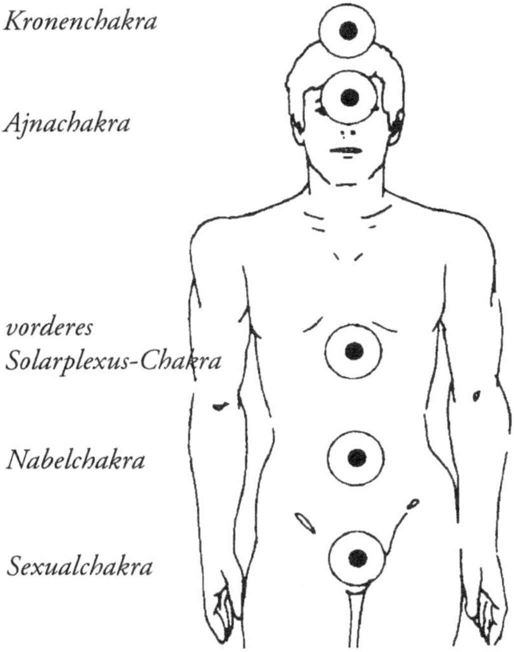

Abb. 4.4: Behandlung bei sexuellen Beschwerden, Exhibitionismus, sexueller Gewalt und sexuellem Missbrauch von Kindern

2. Reinigen und energetisieren Sie mithilfe der Kronen-/Handchakra-Technik das Sexual-, Nabel-, Solarplexus-, Ajna- und Kronenchakra mit hellviolettem oder elektrisch-violettem Prana. Während des Sweepings müssen Sie Ihren Willen einsetzen, um die negativen Elementale und Gedankenformen aus diesen Chakras zu entfernen. Besonders das Sexualchakra und das Solarplexus-Chakra sind gerissen und voller negativer Elementale. Manchmal sind davon auch das Ajna- und das Kronenchakra betroffen. Die Zwangsgedanken und negativen Gedankenmus-

ter müssen aus dem Kronen-, Ajna- und Solarplexus-Chakra entfernt werden.

3. Das Sexualchakra und das Solarplexus-Chakra sind überaktiv und müssen deshalb mithilfe der Hals-/Handchakra-Technik mit blauer Prana-Energie gedämpft werden. Der Behandler muss seinen Willen einsetzen, um den Durchmesser dieser beiden Chakras jeweils um etwa 6 Zentimeter zu verringern. Wiederholen Sie die Behandlung mehrmals wöchentlich.
4. Scannen Sie das Nabelchakra. Es ist manchmal klein oder mangelhaft aktiviert, sodass die Energie daran gehindert wird, zu den höheren Chakras aufzusteigen. Reinigen Sie das Nabelchakra sorgfältig und energetisieren Sie es mit hellem weißlichem Rot in der Absicht, es zu vergrößern.

Externalisieren und Auflösen von negativen Gedanken- und Gefühlsmustern

Wie bereits erläutert, beruht die Pranaheilung auf zwei Prinzipien: Reinigung und Energetisierung. Der psychische Heilungsprozess kann beschleunigt werden, wenn man sich selbst von traumatischen Energien, negativen Angewohnheiten und negativen Gedanken und Gefühlen reinigt. Das geschieht durch das Externalisieren und Auflösen von gespeicherten negativen Gefühls- und Gedankenmustern im eigenen Inneren, die sich in Form von Phobien, Traumata, Zwangsgedanken und Zwangshandlungen, Süchten und Depressionen äußern können.

Vorgehensweise:

1. Um die Wirkung der Prana-Selbstheilung zu verstärken, ist es ratsam, zuerst um göttlichen Segen zu bitten.

2. Entspannen Sie sich und beginnen Sie mit der tiefen Bauchatmung.
3. Externalisieren Sie die traumatischen Erfahrungen, Phobien, depressiven Gedanken, schlechten Angewohnheiten oder negativen Gefühle, indem Sie sie innerlich auf eine weiße Tafel projizieren. Sie müssen die Tafel dabei nicht klar vor sich sehen – Ihre Absicht ist entscheidend.
4. Entfernen Sie die negativen Gedankenformen und Gefühlsmuster, indem Sie sie einfach mit elektrisch-violetter Energie auf der weißen Tafel auswischen. Dieses Wegwischen oder Löschen symbolisiert Ihre Absicht und die Zerstörung der negativen Gedanken-Entitäten.
5. Tun Sie dies langsam und sanft. Zunächst werden Sie einen gewissen Widerstand spüren. Dann können Sie vielleicht nur Oberflächlicheres auslöschen. Doch wenn Sie weiter fortfahren, vertieft sich der Prozess, bis schließlich alles weggewischt ist.
6. Wiederholen Sie diesen Vorgang mehrmals, bis Sie eine wesentliche Besserung spüren. Behandeln Sie sich auf diese Weise wiederholt im Lauf von mehreren Wochen.
7. Eine andere Möglichkeit, die negativen Gedanken- und Gefühlsmuster zu externalisieren und aufzulösen, besteht darin, sich einen großen, brodelnden Kessel vorzustellen und den ganzen psychischen Müll dort hineinzuwerfen.
8. Sie können sich auch ein weißes Blatt Papier vorstellen. Nachdem Sie Ihre angesammelten negativen Gedanken und Gefühle darauf projiziert haben, können Sie es in ein elektrisch-violettes Feuer werfen und verbrennen lassen. Da ein Externalisierungsvorgang immer nur einen Teil der negativen Muster erfasst, muss er mehrfach wiederholt werden.
9. Sie müssen negative Gedankenformen aber nicht unbedingt auslöschen oder zerstören – Sie können sie auch

verwandeln. Dazu visualisieren Sie, wie das negative Gedankenmuster zu etwas Positivem wird. Sie können sich auch ein sehr glückliches Ereignis aus Ihrem Leben ins Gedächtnis rufen und es so lange mit der negativen Gedankenform mischen, bis sich diese ebenfalls in etwas Positives verwandelt hat.

Die Selbstbehandlung ersetzt *nicht* eine professionelle Behandlung durch einen Psychotherapeuten oder Psychiater!

Selbstbehandlung zur Reinigung von negativen Elementalen

Nachdem Sie sich von negativen Gedanken und Gefühlsmustern gereinigt haben, müssen Sie sich noch von negativen Elementalen befreien. Das erreichen Sie durch regelmäßiges und sorgfältiges Praktizieren der *Meditation über zwei Herzen.* Stellen Sie sich am Ende der Meditation ein paar Minuten lang vor, wie strahlend weißes Licht oder elektrisch-violettes Licht durch alle Chakras und Körperteile fließt und alles gründlich reinigt. Die dabei herabfließende elektrisch-violette Prana- oder Seelenenergie treibt die negativen Elementale aus und versiegelt die Risse und Löcher in den Schutznetzen.

Erzeugen eines positiven Selbstbildes

Sie können den Heilungsprozess beschleunigen, indem Sie sich mit positiven Gedanken und Gefühlen »aufladen«. Dies erreichen Sie mithilfe bejahender Affirmationen und positiver Selbstwahrnehmung. Solche Affirmationen müssen über einen Zeitraum von mehreren Monaten täglich etwa 10 Minuten lang eingeübt werden. Konsequenz und Ausdauer sind hier besonders wichtig, damit sich ein starkes, gesundes Selbstbild entwickeln kann.

Eine weitere Möglichkeit, positive Gedanken zu erzeugen, ist die kreative Visualisierung. Wann immer Sie deprimiert sind, sollten Sie sich als glücklich, optimistisch und begeistert sehen. Wenn Sie leicht ausfällig werden, stellen Sie sich selbst als sanft, ruhig und objektiv vor. Diese Visualisierungsübung muss auch über einen Zeitraum von mehreren Monaten täglich etwa 10 Minuten lang durchgeführt werden. Das visualisierte Bild muss nicht unbedingt klar sein – die Intensität der erzeugten Gedankenform hängt allein von der klaren, beständigen Absicht ab. Unter »klarer Absicht« verstehen wir hier eine klare Vorstellung davon, *wer* und *wie* Sie sein wollen. Das erzeugt machtvolle positive Gedanken-Entitäten, die einen stärkenden Einfluss auf Ihr Leben haben werden. So können Sie starke, positive Gedankenformen erzeugen, die Sie in Ihrem Alltag wirkungsvoll unterstützen. Um dem Ganzen eine größere Intensität zu verleihen, ist es ratsam, während der Übung die tiefe Bauchatmung zu praktizieren. Jetzt müssen Sie nicht glauben, dass Sie sich perfekt konzentrieren müssten, um damit Ergebnisse zu erzielen. Sobald Sie mit Ihren Gedanken abschweifen, bringen Sie Ihre Aufmerksamkeit einfach wieder auf den Gegenstand Ihrer Übung zurück.

Der Prana-Psychotherapeut kann den Heilungsvorgang ebenfalls beschleunigen, indem er durch kreative Visualisierung ein positives Bild vom Klienten erzeugt und ihm positive, wohlwollende Gedanken und Gefühle entgegenbringt. Er muss dem Klienten gegenüber eine positive Haltung einnehmen. Er muss den Klienten als vollständig geheilt visualisieren oder zumindest als genesend, glücklich, selbstbewusst und in sich ruhend. Er muss die Fortschritte des Klienten bemerken, so klein sie auch sein mögen. Das wird den Genesungsprozess beschleunigen.

So hatte zum Beispiel ein Mann große Probleme mit seiner geschlechtlichen Identität. Er war verwirrt und wusste kaum, ob er männlich oder weiblich ist. Der Heiler erzeugte darum ein sehr maskulines Bild von dem Klienten. Manche Heiler sind dabei effizienter als andere, weil sie gegenüber ihren Klienten eine positive Haltung haben.

Diese Visualisierung muss mehrmals wöchentlich 5 bis 10 Minuten lang durchgeführt werden. Auch der Therapeut sollte dabei die Prana-Atmung praktizieren, um die Visualisierung stärker aufzuladen.

Erfahrungsberichte

Thema: Stress und Ängste

Maria (44) kam zu mir, weil sie Flugangst hatte und zudem unter starkem Stress stand. Als Französischlehrerin musste sie regelmäßig nach Europa fliegen. Sie nahm auf dem Flug zwar Medikamente für die Nerven, aber nervös war sie trotzdem. Vor dem nächsten Flug wurde sie von mir in 20 Sitzungen mit Prana-Psychotherapie behandelt. Nach Abschluss der Behandlung waren sowohl der Stress als auch die Flugangst verschwunden.

Dara Sonia Filipof (Heilerin), Argentinien, September 1997

Thema: Besessenheit, Zwänge und Gewalttätigkeit

Der 17-jährige Manuel S. litt von Geburt an unter einer schweren geistigen Störung. Beide Elternteile sind völlig normal. Sie kamen zu mir, weil sie wissen wollten, ob es überhaupt eine Möglichkeit der Besserung gab.

Manuel hatte die Angewohnheit, permanent auf zwei Stücke Holz einzuschlagen. Er war nicht in der Lage, selbstständig zu essen, zu trinken oder sich selbst anzuziehen. Er besuchte eine Sonderschule, wo die Schüler nach ihren geistigen Fähigkeiten eingestuft werden. Meistens schaute er Fernsehen, setzte sich ganz nah an den Bildschirm und sprach dem Sprecher Sätze nach. Er konnte keine vernünftigen Worte sprechen. Wenn er längere Zeit irgendwo bleiben musste, wurde er gewalttätig. Trotz seiner 17 Jahre verhielt er sich wie ein fünfjähriges Kind. Er konnte seine Bewegungen nicht koordinieren und wurde ohne offensichtlichen Grund euphorisch.

Ich behandelte ihn 20 Sitzungen lang mit Prana-Psychotherapie. Bereits nach fünf Behandlungen schlug er nicht mehr auf die beiden Holzstücke ein und war insgesamt entspannter. Seine Nervosität nahm ab. Nach der letzten Sitzung zeigte er ein normales Verhalten, sprach ganz normal und konnte auch alleine essen und trinken. Die Eltern erfuhren vom Lehrer, dass er in der Schule ebenfalls Fortschritte machte, was vorher so gut wie gar nicht der Fall war.

Während der letzten Behandlung verschwand Manuels obsessiv-zwanghaftes Verhalten fast ganz; er konnte seine Emotionen besser beherrschen und verstand fast alles, was wir besprachen.

Dara Sonia Filipof (Heilerin), Argentinien, Mai 1998

Thema: Besessenheit

Seit fast 15 Jahren litt Mariana (50) an Zwängen. Als Folge der Medikamente, die sie einnehmen musste, traten Schlaflosigkeit und Visionen auf. Nach einmonatiger Behandlung verringerte der behandelnde Arzt die Medikamentendosis. Drei Monate lang wurde sie mit Prana-Psychotherapie behandelt. Danach hatte sie die Schlaflosigkeit und Visionen unter Kontrolle.

Inzwischen nimmt Mariana überhaupt keine Medikamente mehr ein; ihr zwanghaftes Verhalten tritt nur noch minimal auf. Sie steht nach wie vor in prana-psychotherapeutischer Behandlung.

Dara Sonia Filipof (Heilerin), Argentinien, Juni 1999

Thema: Zwänge
Der Klient schloss sich in einem abgedunkelten Schlafzimmer ein, weil er keinerlei Lärm vertragen konnte. Dieses Schlafzimmer verließ er nie. Ständig wusch er sich die Hände, und zwar schon seit mindestens 10 Jahren. Alle möglichen Behandlungsmethoden wurden ausprobiert, doch nichts half. Zwei Wochen lang wurden alle Chakras mit Prana-Psychotherapie behandelt. Der Zustand des Klienten normalisierte sich. Er konnte wieder ein normales und glückliches Leben führen.
Ramani Joseph (Heiler), Indien, September 1999

Thema: Angstzustände
Als ich (20) 1995 in der 10. Klasse war, starb ein guter Freund von mir. Das nahm mich emotional sehr mit, und ich litt unter psychischem Stress. Jede Nacht hatte ich starke Angstzustände und machte mir Sorgen, dass jemand aus meiner Familie sterben könnte. Das Lernen und andere Schulaktivitäten interessierten mich nicht mehr. Meine Tante, Yamuna Prabhakar, eine Heilerin des IAPH Bangalore, erzählte mir von der Prana-Psychotherapie und schlug vor, ich sollte es doch einmal damit versuchen. Im Lauf der Heilbehandlung merkte ich, dass der psychische Stress verschwand. Ich war glücklich. Nach fünf Sitzungen ging es mir besser. Meine Tante brachte mir auch die Prana-Atmung bei. Bald konnte ich wieder gut lernen; meine Noten wurden besser. Da mir die Prana-Psychotherapie geholfen hat, habe ich die Grundausbildung in Pranaheilen absolviert und praktiziere Pranaheilen an Freunden und Verwandten. Ich heile mit Intuition und Hellsehen.
P. P., Indien, September 1999
(Heilerin: Yamuna Prabhakar)

Thema: Angstzustände

20 Jahre lang litt ich (Geschäftsfrau) unter großer Angst vor Blitz, schweren Regenfällen und Stürmen, und das war alles andere als lustig. Wenn sich der Himmel nur verdunkelte, bekam ich schon Kniezittern, kalte Hände und Füße und starke Magenbeschwerden, litt unter Blähungen und musste ständig zur Toilette, um Wasser zu lassen. Ich hatte Herzrasen und konnte kaum mehr atmen. Je länger das Gewitter anhielt, desto schlimmer wurde es; ich hatte schreckliche Angst. Noch schlimmer war, dass ich dann auch nicht arbeiten, essen oder trinken konnte. Die Angst lähmte mich komplett. Ich betete und versuchte, die Situation rational anzugehen, um nicht mehr so zu leiden. Ich war total verzweifelt. Meine Gebete wurden erhört, als ich Master Choa Kok Sui kennenlernte. Er heilte mich während eines Fortgeschrittenen-Workshops über Pranaheilen durch Reinigen und Energetisieren des Kronen- und Solarplexus-Chakras.

Die Prüfung kam nach einem Monat, als »Unsang«, ein starker Taifun, das Land heimsuchte. Früher veränderte sich meine Körperchemie schon, wenn ich nur im Radio von einem bevorstehenden Taifun hörte. Das war auch diesmal so, aber nicht ganz so schlimm. Als die heftigen Regengüsse losgingen, wurden meine Ängste überraschenderweise mit zunehmendem Sturm nicht schlimmer. Und das bisschen Angst, das ich anfangs hatte, verschwand nach und nach, obwohl der Sturm nicht nachließ. Ich schaffte es sogar, mit meinem Bruder loszugehen und seinen Enkel zu heilen, der hohes Fieber hatte. Ich hatte nämlich bereits Pranaheilen gelernt. Ich war tatsächlich von meiner Phobie geheilt!

Angelita C. S., Philippinen, November 1988

5. KAPITEL

Die Heilung von Süchten: Rauchen, Alkoholismus, Drogensucht

Ihr müsst verstehen, dass es sehr schwer ist,
ehrlich zu sich selbst zu sein.
Die Menschen fürchten sich sehr davor,
die Wahrheit zu sehen.
GURDJIEFF

Da bei Rauchern, Alkoholikern und Drogenabhängigen vor allem das Solarplexus-Chakra geschädigt ist, kommt der Reinigung und Energetisierung dieses Chakras besondere Bedeutung zu. Weil das Solarplexus-Chakra Gelüste und Verlangen steuert, kann allein durch seine Behandlung bereits eine wesentliche Besserung erreicht werden.

Zweierlei gilt es bei der Heilung von Nikotin-, Alkohol- und Drogensucht zu berücksichtigen: Zum einen muss man die Elementale und die Gedankenformen auflösen, die das Verlangen nach Tabak, Alkohol oder Drogen hervorrufen. Zum Zweiten muss man die Schutznetze wieder versiegeln. Wenn sie gerissen sind, steht negativen Elementalen nichts mehr im Weg, sodass sie sich an den Raucher oder den Alkoholiker heften. Bei Drogensüchtigen sind bestimmte Chakras perforiert und lassen negative Elementale herein. Die großen Löcher in

den Schutznetzen führen dann zu visuellen und akustischen Halluzinationen.
Wenn wir die negative Gedankenform und die Elementale auflösen, verspürt der Klient große Erleichterung und kann dann mit seinem Problem besser umgehen.

Rauchen

Bei mäßigen Rauchern sind nur das Hals- und das Halsnebenchakra betroffen. Die Schutznetze dieser Chakras sind gerissen, sodass sich negative Elementale einnisten konnten. Hellsichtige nehmen diese Raucher-Elementale als kleine, orangefarbene Flammen mit schmutzig rotem Kern wahr. Bei starken Rauchern ist auch das Solarplexus-Chakra geschädigt und von vielen negativen Elementalen besetzt. In manchen Fällen sind das Ajna- und das Kronenchakra betroffen. Bei starken Rauchern sind die Elementale auch größer und destruktiver als bei Gelegenheitsrauchern.
Um einen Raucher von seiner Sucht zu heilen, muss man die negativen Elementale und die durch das Rauchbedürfnis gebildeten Gedankenformen entfernen. Diese negativen Gedankenmuster setzen sich hauptsächlich im vorderen Solarplexus-Chakra und im Kronenchakra fest. Um alle restlichen mit dem Rauchen im Zusammenhang stehenden negativen Elementale auszutreiben und die Risse und Brüche in den Schutznetzen zu versiegeln, muss man auf jeden Fall eine Reinigung und Energetisierung mit elektrisch-violettem Prana durchführen. Um einem Rückfall vorzubeugen, müssen die Behandlungen zwei- bis dreimal wöchentlich wiederholt werden.
Damit die Genesung gelingt, muss der Klient jedoch eine gewisse Entschlossenheit haben, mit dem Rauchen aufzuhören. Andernfalls wird der Drang zu rauchen zwar abgeschwächt, aber die alte Gewohnheit wird nach kürzester Zeit wiederkehren. Diese negativen Elementale, die man auch als ätherische Schmarotzer

bezeichnen könnte, sind im Grunde sehr schwach. Man kann sie bereits durch die bewusste Absicht, nicht mehr zu rauchen, loswerden. Ich bin schon mehreren Menschen begegnet, die einfach durch die Kraft ihres Willens mit dem Rauchen aufhörten.

Vorgehensweise:

1. Interviewen Sie den Klienten, scannen Sie alle Hauptchakras und führen Sie ein allgemeines Sweeping durch.
2. Machen Sie ein sehr gründliches örtliches Sweeping im vorderen Halsbereich (, 98), und zwar von vorne, rechts- und linksseitig. Verwenden Sie hierzu hellviolettes oder elektrisch-violettes Prana.
3. Reinigen Sie auch das Halschakra sehr gründlich und werfen Sie die Elementale und verunreinigten Energien in ein bereitgestelltes Gefäß mit Salzwasser.
4. Energetisieren Sie das Halschakra und das Halsnebenchakra ausreichend mit hellviolettem oder elektrisch-violettem Prana (Kronen-/Handchakra-Technik).
5. Führen Sie ein örtliches Sweeeping mit hellviolettem oder elektrisch-violettem Prana am vorderen und rückwärtigen Solarplexus-Chakra, am Ajnachakra und am Kronenchakra durch (Kronen-/Handchakra-Technik).
6. Beim Sweeping müssen Sie innerlich die Absicht formulieren, die negativen Elementale und Gedankenformen zu entfernen. Der Raucher sollte dazu angehalten werden, regelmäßig die langsame, tiefe Bauchatmung zu praktizieren, um Stress abzubauen.
7. Erzeugen Sie Schutzschilde für das vordere und das rückwärtige Solarplexus-Chakra, das Hals-, Halsneben-, Ajna- und Kronenchakra. Dann bauen Sie einen Aura-Schutzschild auf. Das wird den Heilungsprozess unterstützen und beschleunigen.

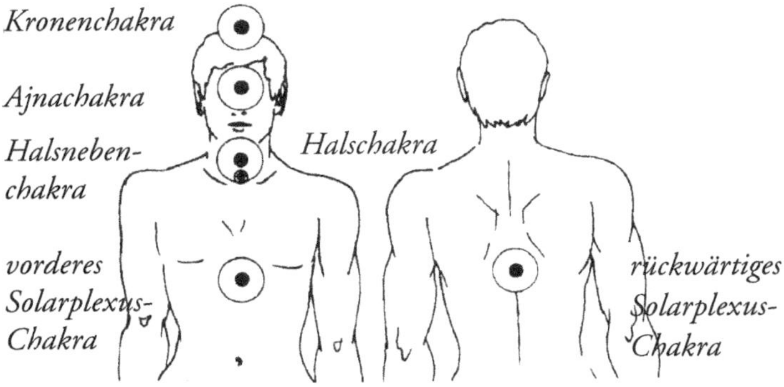

Abb. 5.1: Behandlung von Rauchern und Alkoholikern

Alkoholismus

Wenn ein Mensch ein unkontrollierbares Verlangen nach Alkohol verspürt, haben sich relativ große Elementale tief in seinem Solarplexus-Chakra, Halschakra und Halsnebenchakra eingenistet. Sie können einen Durchmesser von 7 bis 10 Zentimetern haben und sind von schmutzig roter Farbe; ihre Umrisse sind verschwommen. Beobachtungen zeigen, dass Rot die Farbe des Verlangens ist.

Im Prinzip verwendet man bei Alkoholikern die gleiche Vorgehensweise wie bei Rauchern. Die Betonung liegt hierbei auf dem vorderen Solarplexus-Chakra, das auch als Erstes behandelt wird. Der Behandler sollte den Prozess sorgfältig überwachen und die Behandlung so lange wie nötig fortsetzen. Es ist sehr wichtig, dass der Klient Hilfestellungen zur Lösung seiner emotionalen Probleme erhält. Doch genauso wie der Raucher muss auch der Alkoholiker in gewissem Maße aus sich selbst heraus entschlossen sein, das Trinken aufzugeben. Außerdem sollte er unbedingt seinen alten Trinkkumpanen den Rücken kehren und sich einen neuen Freundeskreis suchen. Es gibt auch religiöse und spirituelle Gruppen, die solchen Menschen Halt und Unterstützung bieten.

Drogenabhängigkeit

Bei Drogensüchtigen sind die schmutzig roten negativen Elementale sogar noch größer und destruktiver. Die ätherischen Schutznetze weisen bei diesen Menschen nicht nur Risse, sondern große Löcher auf. Meist sind die Schutznetze des Solarplexus-, Hals-, Halsneben-, Ajna- und Kronenchakras perforiert. Wegen dieser großen Löcher haben diese Menschen dann visuelle oder akustische Halluzinationen; sie hören seltsame Stimmen. Auch die Schutznetze der Ohrchakras müssen daher in die Behandlung einbezogen werden. Falls der Klient über Ruhelosigkeit oder Schlafstörungen klagt, sollte man auch das Schutznetz des Basischakras behandeln.

Bei Drogenabhängigen ist der gesamte Energiekörper ausgelaugt. Wurzel-, Nabel-, Milz- und Solarplexus-Chakra sind erschöpft – und dies ist der Hauptgrund für das starke Verlangen nach immer mehr Drogen. Die oben genannten Chakras müssen deshalb sorgfältig gereinigt und energetisiert werden.

Die Behandlung von Drogensüchtigen besteht aus zwei Teilen. Zuerst muss man durch Entfernen der negativen Elementale und Gedankenformen die Sucht und die Halluzinationen bekämpfen, durch Energetisieren die Löcher in den Schutznetzen versiegeln und die betroffenen Chakras (Solarplexus-, Hals-, Halsneben-, Ajna-, Kronen-, Ohren- und Hinterkopfchakra) behandeln. Bereits durch die Reinigung und Energetisierung des Solarplexus-Chakras wird die Sucht erheblich gemildert.

Im zweiten Teil kann man die Entzugserscheinungen mildern, indem man die erschöpften unteren Chakras (Wurzel-, Nabel- und Milzchakra) mit hellrotem Prana energetisiert (Wurzel-/Handchakra-Technik). Auch die Leber und die Nieren müssen behandelt werden, um den Körper bei der Entgiftung zu unterstützen.

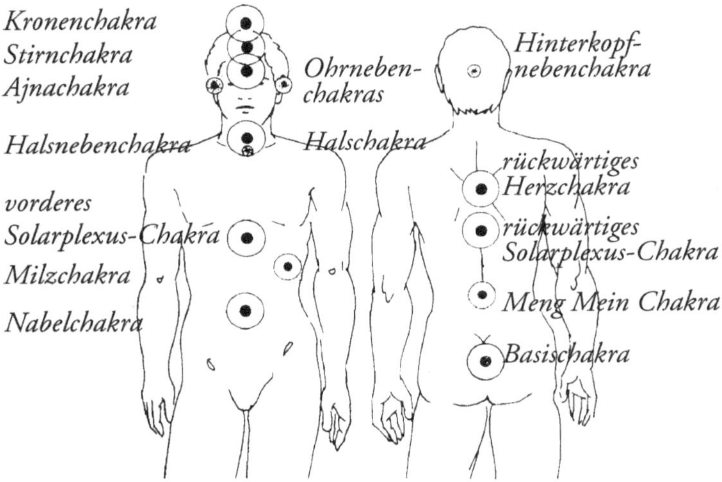

Abb. 5.2: Behandlung von Drogensüchtigen

Vorgehensweise:

1. Machen Sie eine Anamnese und scannen Sie dann die Hauptchakras, die Ohrchakras und das Hinterkopfchakra.
2. Führen Sie ein allgemeines Sweeping durch.
3. Reinigen und energetisieren Sie das vordere und rückwärtige Solarplexus-Chakra mit hellvioletter oder elektrisch-

violetter Prana-Energie (Kronen-/Handchakra-Technik). Beim Sweeping des Solarplexus-Chakras sollten Sie innerlich die Absicht formulieren, die negativen Elementale und Gedankenformen zu entfernen und aufzulösen.

4. Reinigen und energetisieren Sie das Hals-, Halsneben-, Ajna-, Stirn-, Kronen-, Hinterkopfchakra und die Ohrchakras mit hellviolettem oder elektrisch-violettem Prana (Kronen-/Handchakra-Technik). Die Schutznetze dieser Chakras weisen in der Regel ziemlich große Löcher auf, durch welche die Elementale eingedrungen sind. Das Stirnchakra ist meist nur teilweise betroffen. Die oben beschriebene Behandlung reduziert das Verlangen nach Drogen und die Halluzinationen erheblich.
5. Reinigen und energetisieren Sie das rückwärtige Herzchakra mit hellviolettem oder elektrisch-violettem Prana (Kronen-/Handchakra-Technik), um den Klienten in einen Zustand innerer Ruhe und Harmonie zu bringen.
6. Reinigen und energetisieren Sie das Wurzel-, Nabel- und Milzchakra mit hellroter Prana-Energie (Wurzel-/Handchakra-Technik). Dadurch werden Entzugserscheinungen und Depressionen erheblich gemildert.
7. Führen Sie ein gründliches örtliches Sweeping an den Nieren durch, um den Körper bei der Entgiftung zu unterstützen. Wenn der Blutdruck steigt, machen Sie ein örtliches Sweeping am Meng Mein Chakra und dämpfen es mit hellblauem Prana.
8. Erzeugen Sie Schutzschilde für das vordere und rückwärtige Solarplexus-Chakra, das Hals-, Halsneben-, Ajna-, Kronen- und Hinterkopfchakra sowie die Ohrchakras. Dann bilden Sie einen Aura-Schutzschild. Das wird den Heilungsprozess fördern und beschleunigen.
9. Die Behandlungen sollten mindestens alle zwei Tage erfolgen – wenn nötig, auch häufiger. Es kann sein, dass

sich der Klient sehr rasch erholt, sich leicht und frei fühlt und glaubt, er sei bereits völlig von seiner Sucht geheilt. In diesem Stadium sollte der Heiler dem Klienten unmissverständlich klarmachen, dass weitere Behandlungen notwendig sind, da das Risiko eines Rückfalls nach einigen Tagen sehr hoch ist. Die Behandlung muss mindestens ein bis zwei Monate durchgeführt werden, manchmal auch länger.

Für ehemalige Drogenabhängig ist es besonders wichtig, in ein neues Umfeld zu kommen und einen neuen Freundeskreis aufzubauen. Falls irgend möglich, sollten sie umziehen. Auch hier bieten verschiedene religiöse und spirituelle Gruppen Unterstützung an.

Halluzination und Ruhelosigkeit

Wenn ein Mensch halluziniert, bedeutet das einfach, dass er Dinge sieht oder hört, die auf der physischen Ebene nicht präsent sind. Es bedeutet nicht, dass er sich diese Dinge einbildet. Im Gegenteil: In seiner Innenwelt ist das Gesehene und Gehörte ganz real. Ist der Betreffende spirituell noch nicht entwickelt, wird er Entitäten anziehen, die sich auf der gleichen niedrigen Schwingungsebene bewegen, und möglicherweise unangenehme Dinge hören und sehen. Bei Menschen, die unter Halluzinationen leiden, weisen etliche Schutznetze Löcher auf.

Medial begabte Menschen können ihre Schutznetze bewusst oder unbewusst öffnen und schließen. Ihre Schutznetze bleiben also unversehrt. Freiwillige Medien öffnen und schließen sie willentlich, während unfreiwillige diese Vorgänge nicht völlig unter Kontrolle haben. Die einzelnen Personen benutzen auch unterschiedliche Chakras als Kanäle für die mediale Wahrnehmung.

Optische und akustische Halluzinationen kommen dagegen gewöhnlich bei Alkoholikern und Drogensüchtigen vor – vor allem nach dem Gebrauch von Halluzinogenen – sowie bei Menschen mit Psychosen. Da diese Menschen von negativen Gedanken und Gefühlen durchdrungen sind, ziehen sie auch negative Elementale an und sehen dann merkwürdige Bilder oder hören beunruhigende Stimmen.

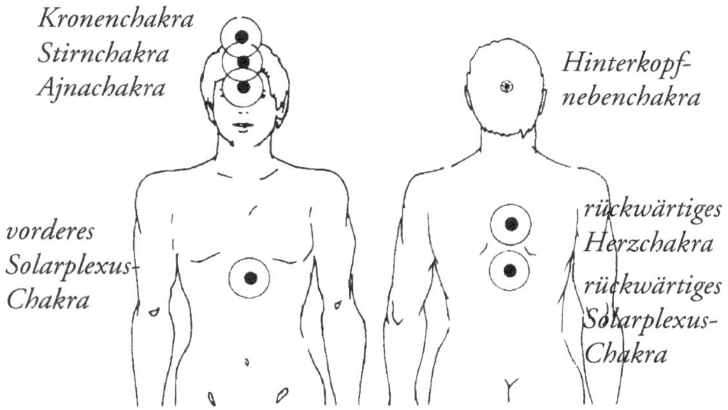

Abb. 5.3: Behandlung bei optischen Halluzinationen

Bei halluzinierenden Menschen sind das Solarplexus-, Ajna-, Kronen- und Hinterkopfchakra sowie die Ohrchakras betroffen. Diese Chakras müssen mit hellviolettem oder elektrischviolettem Prana gereinigt und energetisiert werden (Kronen-/Handchakra-Technik). Um besonders bei chronischen Verläufen einem Rückfall vorzubeugen, muss die Behandlung mindestens dreimal wöchentlich durchgeführt werden. Leidet der Klient unter Unruhezuständen und Schlafstörungen, hat auch das

Basischakra Risse und ist von negativen Elementalen durchsetzt. Es muss dann gereinigt und mit hellblauem Prana gedämpft werden, da es überaktiv ist.
Zur Behandlung von optischen Halluzinationen verwendet man beim Sweeping und Energetisieren des Solarplexus-, Ajna-, Hinterkopf-, Stirn- und Kronenchakras elektrisch-violettes Prana. Bei akustischen Halluzinationen müssen die Schutznetze der Ohrnebenchakras und des Halschakras behandelt werden.

Prana-Psychotherapie bei optischen Halluzinationen:

1. Scannen Sie das Kronen-, Stirn-, Ajna- und Hinterkopfnebenchakra sowie das vordere und rückwärtige Solarplexus-Chakra. Teilen Sie jedes Chakra in vier Teile: oben rechts, unten rechts, oben links und unten links. Dann scannen Sie die Mitte des Kronenchakras. Achten Sie darauf, welcher Teil sich auswölbt.
2. Machen Sie ein allgemeines Sweeping.
3. Sweepen und energetisieren Sie das vordere und rückwärtige Solarplexus-Chakra mit elektrisch-violettem Prana. Dämpfen Sie das überaktive Solarplexus-Chakra mit hellblauem Prana.
4. Energetisieren und aktivieren Sie das rückwärtige Herzchakra, um inneren Frieden und Ruhe zu erzeugen.
5. Sweepen und energetisieren Sie das Ajna-, Stirn- und Kronenchakra mit elektrisch-violettem Prana. Behandeln Sie auch das Hinterkopfnebenchakra.
6. Erzeugen Sie Schutzschilde für das vordere und rückwärtige Solarplexus-Chakra, das Ajna-, Hinterkopf- und Kronenchakra. Dann bilden Sie einen Aura-Schutzschild. Das wird den Heilungsprozess fördern und beschleunigen.

Prana-Psychotherapie bei akustischen Halluzinationen:

1. Scannen Sie das Halschakra und teilen Sie es in Ihrer Vorstellung in vier Teile. Achten Sie darauf, ob sich irgendwelche Teile wölben oder ausbeulen. Scannen Sie auch die Ohrnebenchakras.
2. Sweepen und energetisieren Sie das Halschakra mit elektrisch-violettem Prana, mit der Absicht, die negativen Elementale und Gedanken-Entitäten aufzulösen, die sich im Halschakra festgesetzt haben. Stabilisieren Sie mit hellem, weißlichem Blau.
3. Sweepen und energetisieren Sie das rechte und linke Ohrnebenchakra mit elektrisch-violettem Prana mit der Absicht, die negativen Elementale und Gedanken-Entitäten aufzulösen.
4. Sweepen und energetisieren Sie das vordere und rückwärtige Solarplexus-Chakra mit elektrisch-violettem Prana. Stabilisieren Sie sie mit hellem, weißlichem Blau.
5. Energetisieren und aktivieren Sie das rückwärtige Herzchakra, um einen beruhigenden Effekt zu erzielen.
6. Energetisieren und aktivieren Sie das Ajnachakra, um die Willenskraft der Person zu stärken.
7. Erzeugen Sie Schutzschilde für das Halschakra und die Ohrchakras. Dann bilden Sie einen Aura-Schutzschild. Das wird den Heilungsprozess fördern und beschleunigen.

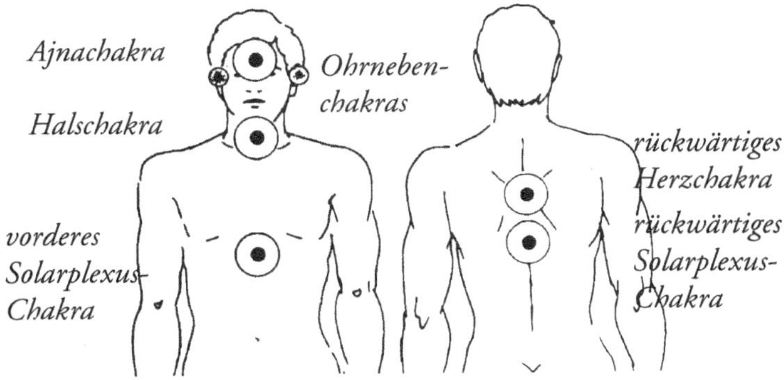

Abb. 5.4: Behandlung bei akustischen Halluzinationen

Meditation über zwei Herzen

Regelmäßiges Praktizieren der *Meditation über zwei Herzen* wirkt sich reinigend auf den gesamten Energiekörper aus. Negative Elementale werden ausgetrieben, Löcher und Risse in den Schutznetzen größtenteils versiegelt. Alkoholiker, Raucher, Drogenabhängige und unter Halluzinationen leidende Patienten sollten diese Meditation deshalb täglich durchführen. Es ist sehr wichtig, dass die Betroffenen auch selbst den Willen zur Genesung haben.

Erfahrungsberichte

Thema: Rauchen

Ich (62) rauchte 45 Jahre lang durchschnittlich 40 Zigaretten am Tag. Im ersten Halbjahr 1999 wollte ich mit dem Rauchen auf-

hören und konsultierte einen Lungenspezialisten. Die Diagnose: Beide Lungenflügel zeigten ein beginnendes Emphysem. Eine starke Grippe brachte mich dazu, mit dem Rauchen aufzuhören, und zwar ohne Medikamente. Wegen der Grippe war es anfangs zwar nicht so schwer, dennoch fühlte ich mich ziemlich schlecht. Wegen des ständigen Adrenalinschubs und des Herzklopfens hatte ich das Gefühl, mein Körper wäre ständig in Alarmbereitschaft. Meistens war ich ungeduldig und ängstlich. In dieser schwierigen Zeit halfen mir alternative Ansätze wie Walking, die japanische »Lian Guon«-Gymnastik etc. Ganz besonders halfen mir die wöchentlichen Pranatherapie-Behandlungen von Ailton Honorato da Silva. Sie stärkten meinen Körper und verhalfen mir zu emotionaler und physischer Entspannung. Nur selten fühlte ich mich unwohl. Nach eineinhalb Behandlungen beschloss ich aufzuhören, um zu sehen, wie mein Körper ohne die Behandlung reagieren würde. Jetzt, ungefähr vier Monate später, habe ich immer noch den Drang, zu rauchen, aber die Entzugserscheinungen sind nicht so schlimm wie am Anfang. Dank Pranaheilen konnte ich die schwierigste Phase durchstehen. Es war eine gute Entscheidung.
Claudio P., Brasilien, August 1999
(Heiler: Ailton Honorato da Silva)

Thema: Sucht

Ich (30) lernte Rashida kennen, als sie meine krebskranke Mutter behandelte. In meinen Augen war dieses Pranaheilen Humbug, ich versprach mir davon überhaupt nichts. Die Ärzte hatten für meine Mutter die Hoffnung aufgegeben. Ich wusste, sie lag im Sterben. Doch irgendetwas hielt sie am Leben. Vielleicht, bloß vielleicht das Pranaheilen, so dachte ich. Wenn meine Mutter nur daran glaubte, würde es sie heilen. Seit 18 Jahren war ich stark kautabaksüchtig; meine tägliche Dosis Pan Parag belief

sich auf mindestens 20 Portionen pro Tag. Ich hatte das Gefühl, ich sollte aufhören, aber ich konnte einfach nicht. Eines Tages bat mich Rashida, es einmal mit Pranaheilen zu versuchen, doch ich weigerte mich. Meine Mutter bestand beharrlich darauf, also ließ ich mich auf eine Sitzung ein. Es war zum ersten Mal; ich konnte kaum glauben, dass ich so etwas wie Pranaheilen wirklich ausprobierte. Die zweite Behandlung wirkte wie Zauberei. Meine Sucht nach Pan Parag war verschwunden. Inzwischen habe ich mit dem Kauen von Pan Parag ganz aufgehört. Ein Dankeschön an Rashida und Master Choa Kok Sui.
Shalini K., Indien, September 1999
(Heilerin: Rashida Dhorajiwala)

Thema: Alkoholismus und Epilepsie
Ich (46; der Klient möchte anonym bleiben) litt seit März 1994 an Epilepsie und war Alkoholiker – eine fatale Kombination. Mein Gehirn (bzw. das bisschen, was davon noch übrig war) war total durcheinander. Anstatt den üblichen gesunden Menschenverstand an den Tag zu legen (der, wenn ich das mal so sagen darf, gar nicht so üblich ist), war ich paranoid. Der allopathische Arzt, bei dem ich in Behandlung war, drückte sich klar und deutlich aus: »Keinen Alkohol, keine Drogen, Halluzinogene oder andere psychotrope Substanzen sowie regelmäßige Medikamente etc.« Da landete ich bei Cliff Saldanha. Das Treffen mit Cliff kann man nur als esoterisch bezeichnen, denn irgendeine mir wohlgesonnene, mystische Kraft führte mich zu ihm, eher aus Intuition denn aus Vernunftgründen. Damals hatte ich keinerlei Vorstellung davon, was Pranaheilen überhaupt sein sollte. Die Behandlungen waren bezahlbar, regelmäßig, effektiv, informativ, logisch und doch irgendwie mysteriös und magisch; sie hüllten mich in Liebe, Verständnis, Freude und Schutz. Schon nach kurzer Zeit hatte ich meinen zwanghaften Alkoholkon-

sum ziemlich gut im Griff, auch wenn es ab und zu mal einen Ausrutscher gab. Nach einem Jahr hatte ich die volle Kontrolle. Inzwischen bin ich seit drei Jahren kein Alkoholiker mehr. Seit September 1994 hatte ich keinen epileptischen Anfall (der Klient nimmt bis auf Weiteres allopathische Medikamente gegen Epilepsie, aber in geringeren Dosen). Nach wie vor faszinieren mich die vielen scheinbar unerklärlichen versteckten Kräfte in Menschen, die ich dank Gottes Güte überreichlich und sinnvoll erfahren durfte. Ein herzliches Dankeschön geht an Cliff und Shushma Saldanha und meine Ehrerbietung an Master Choa Kok Sui für sein wunderbares Geschenk an die Menschheit.
Indien, September 1999
(Heiler: Cliff Saldanha)

Thema: Alkoholismus
Die Familie von Herrn V. (51) stand kurz vor dem Scheideweg – eine sehr kritische Phase für den Klienten, seine Frau und Kinder sowie seinen Bruder mit Familie. Herr V. war Alkoholiker und wollte immer wieder seine Arbeit aufgeben, was beiden Familien große Sorgen bereitete. Er war gewalttätig; statt zu reden, brüllte er herum. Eines Tages, als er Benzin verlangte, um Selbstmord zu begehen, eskalierte die Situation und wurde unerträglich. Seine Tochter eilte zu mir und bat um Hilfe. Als Kanal dieses göttlichen wissenschaftlichen Heilens erbat ich zunächst den Segen des allmächtigen Gottes und den Segen von Master Choa Kok Sui. Ich reinigte das Solarplexus-Chakra des Klienten (vorne und hinten) sowie sein Herzchakra (vorne und hinten) und aktivierte das hintere Herzchakra. Die Familienmitglieder ließ ich die *OM Shanti*-Kassette hören. Diese Behandlung wirkte Wunder: Der Klient entschloss sich, wieder zur Arbeit zu gehen, und seine Familie genießt jetzt Entspannung und Frieden.
Vijaya R. Shastry (Heiler), Indien, September 1999

Thema: Alkoholismus

Ramanand Y. (37) war ein erfolgreicher Geschäftsmann aus Ballabhgarh im indischen Bundesstaat Haryana, bevor er dem Alkohol verfiel. Es war einer derjenigen, der plötzlich zu Wohlstand gekommen war und sich dann exzessiv und verschwenderisch dem Luxus hingab. Schon bald war er bankrott. Seine Geschäfte erlitten schwere Verluste. Seine Freunde ließen ihn im Stich, und seine einzige Zuflucht war die Flasche. Sein Bruder, ein Arzt, kam in dieser Situation zu mir, um Rat zu suchen. In meinem großen, absoluten Vertrauen zu Master Choa Kok Sui und seiner innovativen Methode des Pranaheilens versicherte ich dem Doktor, dass sein Bruder mit Gottes Gnade und dem Segen des Meisters geheilt werden könnte, wenn er nach Lucknow käme. Am 20. November 1998 wurde Ramanand in betrunkenem Zustand ins Pranic Healing Center eingeliefert. Nach 15 Minuten konnte der Klient schon wieder ohne fremde Hilfe sitzen; nach weiteren 5 Minuten war er in der Lage, die Hände mit den Handflächen nach oben auf die Knie zu legen und mit geschlossenen Augen zu beten. Nach einer Stunde stand er plötzlich auf, ging zu seinem Auto, nahm die Flasche mit Scotch und zerbrach sie vor den anderen Leuten auf der Straße. Dann kam er zu mir zurück und sagte, Kopf, Herz und Seele seien jetzt leichter. Drei Wochen später rief er mich aus Ballabhgarh an und fragte, ob er nicht ein Gläschen trinken dürfte. Ich verbot es ihm und führte auf seine Bitte hin eine Fernheilung durch, damit er sein Verlangen nach Alkohol überwinden konnte. Nach drei Monaten war er vollständig abstinent.

Dr. Gyanendra Verma (Heiler), Indien, September 1999

Thema: Halluzinationen

Gilda ist eine scheue, einsame Frau, die zwar angeblich gerne Leute kennenlernen will, aber Angst davor hat, was andere von

ihr denken. Sie suchte mich wegen Schlaflosigkeit und akustischen Halluzinationen auf (sie hörte zum Beispiel Geisterstimmen). Außerdem behauptete sie, über hoch entwickelte Gedankenkräfte zu verfügen, mit denen sie anderen Menschen befehlen könne, was sie tun sollten. Nach zwei Sitzungen mit Prana-Psychotherapie sowie konventioneller psychiatrischer Behandlung waren die Halluzinationen sowie alle anderen Beschwerden verschwunden.
Dr. Sonia L. Dy, Philippinen, September 1988

Thema: Rauchen
Ich möchte bei dieser Gelegenheit meinem Lehrer Master Co für seine Lehre und sein Heilen gemäß der Methode von Master Choa Kok Sui meinen tiefen Dank aussprechen.
Ich begann 1996 mit Pranaheilen. Schon bald wurde mir klar: Wenn ich wirklich als Heiler tätig sein wollte, musste ich das Rauchen aufgeben, dem ich schon seit über 30 Jahren frönte. Ich bat meinen Lehrer Master Co um Hilfe und bekam sie auch. Nach einer Sitzung, die nicht einmal 30 Minuten dauerte, war meine Sucht ein für alle Mal geheilt. Ich warf die Zigaretten und das Feuerzeug weg, und seitdem denke ich nicht mehr ans Rauchen und habe keinerlei Drang, zur Zigarette zu greifen. Ich glaube, mir wurde im wahrsten Sinn des Wortes »der Atem des Lebens zurückgegeben«, und dafür bin ich ewig dankbar! Diese Lehren, das Heilen und der Einfluss, den sie auf mein Leben und meine persönliche Entwicklung haben, sind unschätzbar wertvoll.
Kim M., USA, Oktober 1999
(Heiler: Master Stephen Co)

6. KAPITEL

Die Heilung von Depressionen

Der Geist ist so beschaffen,
dass er zu dem wird, an was er intensiv denkt.
SWAMI SWANANDA

Du wirst, was du denkst.
ESOTERISCHER GRUNDSATZ

Depressive Klienten sind sehr gut im Meditieren.
Das einzige Problem besteht darin,
dass sie stets über negative Dinge meditieren.
Der Therapeut muss diese Menschen ermutigen,
ihre Gedanken und Gefühle
wieder auf Positives zu richten.
M. C. K. S.

Depressionen können sowohl psychische als auch physische Ursachen haben. Während des Winterhalbjahres leiden zum Beispiel viele ältere Menschen an Depressionen, weil die Luft in dieser Zeit wesentlich ärmer an vitalen Energien ist. Das ist ein Beispiel für eine durch physische Faktoren ausgelöste Depression. Lebt ein Mensch unter großer Anspannung, dann wird er vielleicht ebenfalls irgendwann depressiv. Dies wiederum ist psychisch bedingt. Aber auch ein traumatisches Ereignis kann das Selbstvertrauen eines Menschen so stark schwächen, dass er in seinem gesamten Lebensgefühl beeinträchtigt wird, was sich dann in Depressionen äußert.

Behandlung physisch bedingter Depressionen

Bei depressiven Menschen leidet der gesamte Energiekörper unter Pranamangel. Sie sind erschöpft und fühlen sich körperlich schwach. Besonders betroffen sind das Basischakra, das Milz-, Nabel- und Solarplexus-Chakra.

Vorgehensweise:

1. Interviewen Sie den Klienten, scannen Sie alle Hauptchakras und führen Sie ein gründliches allgemeines Sweeping durch.
2. Reinigen und energetisieren Sie die Handchakras, die Fußsohlenchakras, das Wurzel-, Nabel-, Milz- und Solarplexus-Chakra mit hellroter Prana-Energie (Wurzel-/Handchakra-Technik). Wiederholen Sie die Behandlung zweimal wöchentlich oder öfter, je nach Zustand des Klienten. Bei leichten Depressionen erzielt man mit dieser Technik nach einigen Anwendungen sehr gute Ergebnisse. In manchen Fällen stellt sich der Heilerfolg sogar unmittelbar ein.

Fortgeschrittene Pranaheiler können auch die »Heiltechnik der Meister« anwenden, die ebenfalls sehr rasche Heilerfolge ermöglicht. Hierbei müssen jedoch gewisse Einschränkungen berücksichtigt werden. Bitte informieren Sie sich darüber in meinem Buch *Die hohe Kunst des Pranaheilens.*

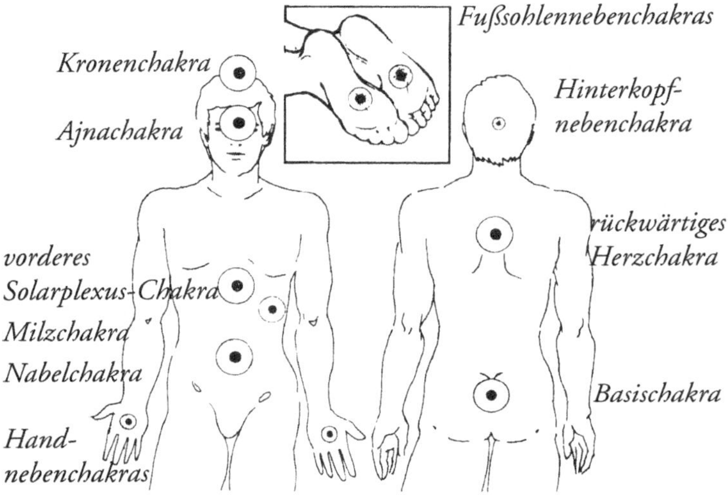

Abb. 6.1: Behandlung bei Depressionen

Behandlung psychisch bedingter Depressionen

Bei schwerer Depression aufgrund von psychischen Faktoren werden die Chakras klein und blockiert. Das Energieniveau des Patienten ist sehr niedrig, sodass er sich kaum noch bewegen mag. Eine traumatische Erfahrung kann zum Beispiel Angst, Selbstzweifel und ein niedriges Selbstwertgefühl zur Folge haben.

Die Behandlung ist fast die gleiche wie bei physisch bedingten Depressionen. Die Stress- und Trauma-Energie sowie die von Angst und Selbstzweifeln geprägten negativen oder pessimistischen Gedankenformen müssen aus dem Solarplexus-, Kronen- und Ajnachakra entfernt werden. Für innere Ruhe und Frieden muss darüber hinaus das Herzchakra aktiviert werden. Auch das Ajnachakra muss energetisiert und aktiviert werden, um die Willenskraft des Klienten zu stärken.

Vorgehensweise:

1. Wenden Sie die gleiche Behandlung an wie bei den physisch bedingten Depressionen.
2. Reinigen und energetisieren Sie das rückwärtige Herzchakra mit hellvioletter oder elektrisch-violetter Energie (Kronen-/Handchakra-Technik).
3. Reinigen und energetisieren Sie den gesamten Kopfbereich, besonders die Seiten, sowie das Kronen-, Ajna- und Solarplexus-Chakra mit hellvioletter oder elektrisch violetter Prana-Energie (Kronen-/Handchakra-Technik). Halten Sie dabei die Absicht, jegliche Stress- und Trauma-Energien sowie negative Gedanken und Gedanken-Entitäten aus diesen Chakras zu entfernen.
4. Manchmal sind depressive Menschen auch voll unterdrückter Wut und Frustration. Einige wenige werden schließlich gewalttätig. In diesen Fällen ist außer dem Solarplexus-Chakra auch das Meng Mein Chakra überaktiv und muss gedämpft werden.
5. Wiederholden Sie die Behandlung mehrmals wöchentlich. Der Heilungsprozess verläuft bei jedem Menschen individuell. Manche benötigen nur eine einzige Behandlung, bei anderen dauert es Wochen oder gar Monate, bis eine Besserung eintritt. Das hängt sowohl von der Schwere der Depression als auch von den Fähigkeiten des Heilers ab.

Ergänzende Prana- Selbstbehandlung

1. Halten Sie den Klienten dazu an, täglich die *Meditation über zwei Herzen* zu praktizieren. Sie ist im wahrsten Sinn des Wortes ein »Antidepressivum« und wirkt sich allgemein sehr wohltuend aus.
2. Der Klient sollte sich viel körperlich bewegen. Auch ein neues Lebensumfeld kann sich förderlich auswirken, da sich der Zustand durch die negative Einstellung von Familienmitgliedern oft noch verschlimmert. Häufig benötigen auch die Angehörigen psychologische Betreuung oder Prana-Psychotherapie.
3. Halten Sie den Klienten dazu an, täglich etwa 12 Zyklen der tiefen Bauchatmung zu machen, um mit seinen Problemen besser umgehen zu können.
4. Fordern Sie den Klienten auf, sich positives Denken und Fühlen anzugewöhnen, und zwar im Hinblick auf sich selbst, auf andere Menschen sowie ganz allgemein. Dabei helfen Affirmationen und Visualisationen. Solange der Betreffende nicht seine Art, zu denken und zu fühlen, ändert, wird die Behandlung nur Teilerfolge erzielen.

Grade der Depression

Es gibt schwere und leichtere Depressionen. Bei leichteren Depressionen klagt die Person über mangelnden Appetit, Gewichtsverlust, Schlafstörungen, Einsamkeit und schwer greifbare körperliche Symptome. Diese Art von Depression kann teilweise geheilt werden, manchmal heilt sie auch sofort.

Schwere Depressionen können über ein oder zwei Monate hinweg drei Behandlungen pro Woche erfordern. Ein Mensch mit schweren Depressionen verhält sich apathisch. Er ist kaum ansprechbar, ungepflegt, seine Sprache und seine Bewegungen sind sehr langsam – falls er nicht gänzlich schweigt und wie erstarrt dasitzt.

Schwere Depressionen

Bei schweren Depressionen ist der Energiekörper völlig erschöpft. Die innere Aura beträgt weniger als 5 Zentimeter und ist grau. Auch die Chakras haben kaum mehr als 5 Zentimeter Durchmesser. Bei leichten Depressionen ist die Aura dagegen nur wenig erschöpft oder weniger dicht als bei Gesunden.

Bei der Behandlung von schwer depressiven Menschen spürt der Heiler manchmal, wie die Energie während der Behandlung förmlich aus ihm herausgesogen wird, denn die Chakras des Klienten sind völlig unterversorgt. Der Heiler muss gut aufpassen, dass er nicht schon nach der ersten Behandlung völlig ausgelaugt ist. Es kann dann ein paar Tage dauern, bis er sich wieder erholt. Die Genesung des Patienten kann durch die tägliche Gabe von 5 Gramm chinesischen oder koreanischen Ginseng zusätzlich unterstützt werden, besonders wenn die Kapseln direkt vor der Behandlung verabreicht werden. Chinesischer und koreanischer Ginseng enthält sehr viel aktivierendes und vitalisierendes synthetisches Qi. Die Dosis kann dem Alter und der Reaktion des Klienten entsprechend erhöht oder verringert werden.

Schlagen Sie dem Klienten auch vor, in Salzwasser zu baden, Prana-Atmung zu praktizieren, seinen Körper dem Sonnenlicht auszusetzen oder einen Baum zu umarmen. Wenn sich das Energieniveau deutlich verbessert hat, können Sie mit der Behandlung beginnen.

Vorgehensweise:

1. Falls der Klient noch dazu in der Lage ist, Anweisungen zu befolgen, sollte er 10 Minuten lang die tiefe Prana-Atmung durchführen, um sich zu energetisieren. Oder Sie bitten ihn, sich auf eine Decke aus natürlichen Materialien auf den Boden zu legen, und führen ein allgemeines Sweeping durch. Auf diese Weise nimmt der Kranke während der Behandlung zusätzlich Erdenergie auf.
2. Führen Sie ein örtliches Sweeping an Händen und Füßen durch. Energetisieren Sie dann die Hände und Füße mit hellrotem Prana (Wurzel-/Handchakra-Technik). Die Hand- und Fußsohlenchakras nehmen außerdem Prana-Energie aus der Umgebung auf und tragen so zur Energetisierung des Körpers bei. Sie können dann eine Pause von 5 oder 10 Minuten einlegen, um dem Körper des Klienten Zeit zu lassen, sich selbst zu energetisieren.
3. Führen Sie ein örtliches Sweeping am Wurzel-, Nabel-, Milz- und Solarplexus-Chakra durch.
4. Energetisieren Sie das Wurzel-, Nabel-, Milz- und das vordere Solarplexus-Chakra mit hellrotem Prana (Wurzel-/Handchakra-Technik). Führen Sie nun die unter »Physisch bedingte Depressionen« beschriebene Behandlung durch. Falls irgend möglich, sollte die Behandlung täglich erfolgen.

Suizidgefahr

Bei selbstmordgefährdeten Klienten leidet das Basischakra unter Pranamangel und ist unzureichend aktiviert. Manchmal ist es nur 5 Zentimeter groß oder noch kleiner. Da dieses Chakra das Zentrum des Selbsterhaltungstriebs ist, muss es aktiviert werden, während das überaktive Solarplexus-Chakra gedämpft werden muss. Auch das Herzchakra muss aktiviert werden, um dem Klienten ein Gefühl inneren Friedens zu geben.

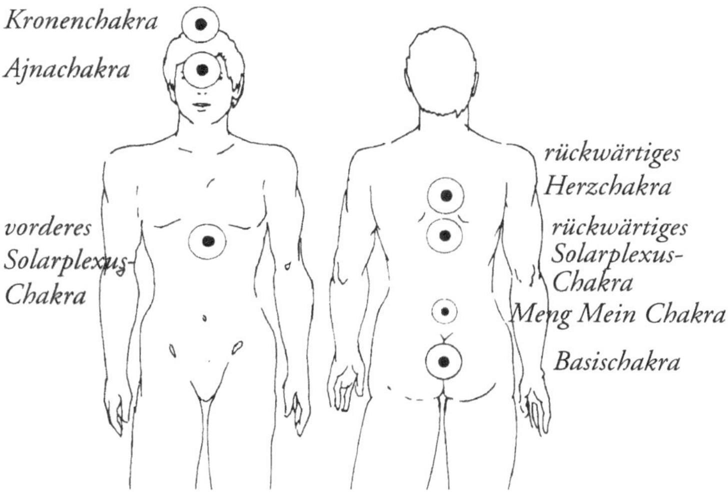

Abb. 6.2: Behandlung bei Suizidgefahr

Vorgehensweise:

1. Interviewen Sie den Klienten. Scannen Sie alle Hauptchakras.
2. Führen Sie ein allgemeines Sweeping mit hellvioletter oder elektrisch-violetter Prana-Energie durch (Kronen-/Handchakra-Technik).
3. Reinigen und energetisieren Sie das Basischakra mit hellrotem Prana (Wurzel-/Handchakra-Technik). Setzen Sie währenddessen Ihre Willenskraft dazu ein, das Basischakra zu vergrößern. Die sorgfältige Energetisierung dieses Chakras ist sehr wichtig für den Behandlungserfolg.
4. Reinigen und energetisieren Sie das vordere und rückwärtige Solarplexus-Chakra mit hellviolettem oder elek-

trisch-violettem Prana (Kronen-/Handchakra-Technik). Setzen Sie beim Sweeping dieses Chakras Ihre Willenskraft dazu ein, die negativen Gedanken und Gefühle zu entfernen. Dämpfen Sie es mit hellblauem Prana (Hals-/Handchakra-Technik). Dabei können Sie versuchen, den Umfang des Chakras durch Ihre Willenskraft auf etwa 7 Zentimeter zu verringern.

5. Neigt der Klient zur Gewalttätigkeit, muss auch das Meng Mein Chakra mit hellblauem Prana gedämpft werden (Hals-/Handchakra-Technik).
6. Reinigen und energetisieren Sie das rückwärtige Herzchakra mit hellvioletter oder elektrisch-violetter Prana-Energie (Kronen-/Handchakra-Technik).
7. Reinigen und energetisieren Sie auch das Kronenchakra, wie unter Punkt 6 beschrieben. Richten Sie dabei Ihre Willenskraft darauf, alle negativen Gedanken und Gefühle aus diesem Chakra zu entfernen.
8. Reinigen und energetisieren Sie das Ajnachakra mit hellvioletter oder elektrisch-violetter Prana-Energie (Kronen-/Handchakra-Technik). Das stärkt die Willenskraft des Klienten.
9. Wiederholen Sie das Scannen des Basischakras und energetisieren Sie es noch einmal mit hellrotem Prana.
10. Erzeugen Sie Schutzschilde für das vordere und rückwärtige Solarplexus-Chakra, das Ajna-, Kronen- und Basischakra. Dann bilden Sie einen Aura-Schutzschild. Das wird die Genesung fördern.
11. Die Behandlung muss mindestens dreimal wöchentlich erfolgen, je nach Schwere der Krankheit und Reaktion des Klienten. Der Heilungsverlauf sollte über mehrere Monate hinweg sorgfältig überwacht werden. Informieren Sie möglichst Angehörige und engere Freunde, damit sie den Klienten beständig im Auge behalten.

Bringen Sie dem Klienten die tiefe Prana-Atmung bei. Falls er in der Lage ist, die *Meditation über zwei Herzen* zu erlernen, sollten Sie ihn dazu anhalten, sie täglich zu praktizieren. Außerdem sollte er mit positiven Affirmationen vertraut gemacht werden und lernen, ein positives Selbstbild zu entwickeln.

Erfahrungsberichte

Thema: Schwere Depressionen

Aditi (16) litt wegen bevorstehender Prüfungen unter sehr schweren Depressionen. Sie erkrankte an Krebs am Zwölffingerdarm und litt in der Folge an Appetitlosigkeit und Gewichtsverlust. Nach acht Prana-Heilsitzungen war sie von den schweren Depressionen befreit. Nach acht weiteren Behandlungen war auch das Geschwür verschwunden. Sie gewann ihren Appetit zurück und nahm wieder zu.

Bhavana K. Dadia (Heilerin), Indien, September 1999

Thema: Depressionen aufgrund von Schuldgefühlen

Der Klient litt seit mindestens 10 Jahren an Depressionen aufgrund von überwältigenden Schuldgefühlen, die in seiner Vergangenheit wurzelten. Er hatte eine sehr negative Einstellung zur Sexualität. Geringste Anspielungen auf Sexuelles – sogar wenn er Popsongs hörte oder etwas Entsprechendes im Fernsehen sah – führten zu Schuldgefühlen und schwerer Niedergeschlagenheit. Er unterzog sich einer Prana-Psychotherapie. Die sexuelle Energie wurde umgewandelt, und nach fünf oder sechs Sitzungen waren die unangenehmen Symptome verschwunden.

Ramani Joseph (Heiler), Indien, September 1999

Thema: Depressionen mit akustischen Halluzinationen

Der Klient litt bereits seit 30 Jahren unter Depressionen. Er hörte Stimmen, die ihm mitteilten, dass die anderen ständig schlecht über ihn redeten. Er hatte deshalb das Gefühl, niemand habe ihn gern und er sei absolut unerwünscht. Die orthodoxe Medizin diagnostizierte Schizophrenie. Beim Scannen des Klienten waren sein Sexual-, Nabel- und Solarplexus-Chakra sehr klein. Alle Chakras wurden prana-psychotherapeutisch behandelt und die sexuelle Energie wurde in die oberen Chakras gelenkt. Innerhalb von zwei Sitzungen waren die Symptome verschwunden.

Ramani Joseph (Heiler), Indien, September 1999

Thema: Depressionen, Erschöpfung

Der 32-jährige Klient litt seit 5 Jahren unter Depressionen und Erschöpfungszuständen, war lethargisch, reizbar und zornig. Er hatte Schmerzen in den Beinen. Seit 4 Jahren ließ er sich homöopathisch behandeln, dann entschloss er sich parallel zu einer Pranaheilung.

Nach drei Monaten war er vollständig geheilt, ist jetzt fit, gesund und voller Energie. Sowohl physisch als auch mental fühlt er sich mit neuer Energie aufgeladen.

Roopali Khatri (Heilerin), Indien, September 1999

Thema: Depressionen, Suizidtendenz

Die 28-jährige Patientin litt seit 13 Jahren unter schweren Depressionen und zeigte inzwischen suizidale Tendenzen. Sie zog sich immer mehr zurück, mied soziale Kontakte und wurde immer aggressiver. Sie unterzog sich einer Prana-Behandlung und innerhalb von sechs Monaten war die psychische Störung geheilt.

Nun kann sie ihr Leben genießen und nimmt als überzeugte Anhängerin an Workshops in Pranaheilen teil.

Roopali Khatri (Heilerin; geschrieben im Auftrag der Heilerin Sagat Nirmal), Indien, September 1999

Thema: Akute Depressionen

Ich leide seit 8 Jahren unter akuten Depressionen; die Zeit war sehr schmerzhaft und unglücklich. Ich habe in allen möglichen Ländern alle möglichen Behandlungsansätze ausprobiert. Während meines Aufenthalts in Kanada wurde ich ins Krankenhaus eingeliefert, wo man mir Lithium verabreichte. Lange Zeit musste ich diverse Medikamente einnehmen, unter anderem Imipramin. Dass ich auf Prozac umsteigen konnte, war eine Erleichterung, da die Nebenwirkungen nicht so schlimm sind. Vollständig geheilt bin ich allerdings noch nicht. Am letzten Donnerstag fing ich mit einer Prana-Heilbehandlung bei Herrn Jayanti Patel an. Bislang hatte ich vier Behandlungen. Während der ersten Sitzung spürte ich ein ganz ungewöhnliches Prickeln. Auch die zweite Sitzung tat mir sehr gut. Am Dienstag habe ich die dritte Sitzung – meine Depressionen sind schon weniger schlimm. Alle negativen Gedanken sind verschwunden, und ich bin aktiver geworden, also ganz anders als früher, wo ich meistens schläfrig und abgestumpft war. Zum ersten Mal seit 8 Jahren habe ich das Gefühl, dass ich wieder diejenige bin, die ich früher war. Nach der *Meditation über zwei Herzen* fühle ich mich sehr entspannt. Auch meine Schlafgewohnheiten haben sich verändert, jetzt fühle ich mich beim Aufwachen mit neuer Energie geladen. Erstmals seit meinem ersten depressiven Anfall bin ich glücklich und positiv eingestellt. Diese revolutionäre Methode wird auch anderen depressiven Menschen helfen.

Jayanti Patel (Heiler; im Auftrag der Patientin, Frau Nina), Indien, April 1999

Thema: Depressionen, akustische und optische Halluzinationen

Meine Mutter (49) litt unter schweren Depressionen und Schlaflosigkeit. Da sie selbst nicht schlafen konnte, ließ sie auch die anderen nicht schlafen. Sie halluzinierte, sah Dinge und sprach mit unsichtbaren Personen. Die meiste Zeit lag sie einfach auf dem Bett und tat nichts oder beschuldigte andere, sie würden sie in den Wahnsinn treiben. Die psychiatrische Behandlung, der sie sich unterzogen hatte, und die Medikamente machten alles nur noch schlimmer. Auf die erste Heilbehandlung sprach sie sehr gut an; nach und nach verschwanden die Halluzinationen und die anderen Symptome. Sie hatte wieder mehr Energie und war produktiver; so erledigte sie zum Beispiel wieder die Hausarbeit. Nach der dreiwöchigen Behandlung ist ihr Zustand nun seit über einem Jahr normal und stabil. Sie kann zudem wieder tief schlafen.

Yamuna Prabhakar (Heilerin; im Auftrag des Verfassers), Indien, September 1999

Thema: Schwere Depressionen

Ich (45) stehe seit 25 Jahren im Geschäftsleben; die meiste Zeit war ich Atheist. Seit Jahren litt ich aus allen möglichen Gründen unter großem Stress und irgendwie konnte ich damit umgehen. Doch eines Tages hatte ich einen Zusammenbruch und verfiel in tiefe Depressionen. Ich war völlig deprimiert und konnte mich nicht mehr konzentrieren. Das Leben war mir zu viel, und deshalb wollte ich keinen Kontakt mehr mit den Menschen um mich herum haben. Ich begab mich in psychiatrische Behandlung und nahm Medikamente ein, aber dadurch wurde alles nur noch schlimmer. Es ging so weit, dass ich nur noch zu Hause blieb. Eines Abends besuchte ich meine alten Freunde Cliff und Shushma Saldanha und bat Cliff, mich mit seiner erfolgreichen

Methode zu heilen. Von Pranaheilung wusste ich zu diesem Zeitpunkt gar nichts – meine Bitte an Cliff geschah eher aus Verzweiflung, nicht weil ich diese Therapie für wirksam hielt. Er behandelte mich noch am selben Abend, woraufhin ich mich besser fühlte. Die Heilbehandlungen wurden alle zwei Tage fortgesetzt. Nach 10 Tagen ging es mir wieder richtig gut, sodass ich meinen Alltag bewältigen konnte. Ich habe eine große mentale Kraft entwickelt und kann jeder Herausforderung begegnen. Mein Leben hat sich zum Besseren gewendet. Ich arbeite jetzt als Berater und Coach und betreue Hunderte von Menschen, um ihr Leben zum Positiven zu verändern – und damit auch das Leben ihrer Mitmenschen. Ich bin glücklich, dass ich inzwischen selbst als Pranaheiler und Lehrer arbeite und bei Master Choa Kok Sui studiere.
P. I. P., Indien, September 1999
(Heiler: Cliff Saldanha)

Thema: Depressionen
Sachin R. Y. (24) besuchte die 12. Klasse eines Kunstkurses, als sich sein Verhalten plötzlich veränderte. Er wurde depressiv und hatte kein Interesse mehr an seinen Studien. Da er sich abnormal verhielt, wurde er ärztlich behandelt. Das schien zunächst zu helfen – bis er erneut in Depressionen verfiel. Er regte sich zudem leicht auf und dachte, die anderen wären immer gegen ihn. Wir versuchten, ihm mit Medikamenten zu helfen. Auch die Ärzte rieten zu einer regelmäßigen medizinischen Behandlung durch die regelmäßige Einnahme von Medikamenten. Dann schlug jemand vor, es mit Pranaheilung zu versuchen, und so suchten wir Kontakt zu einem Heiler. Die Behandlung wurde im Juli 1999 aufgenommen. Nach etwa zwei Monaten war Sachin ein besonnener und sanfter Mensch, der sich nicht mehr aufregte. Mit großer Freude haben wir erlebt, wie sich Sachin auf wunder-

bare Weise veränderte. Er wird nach wie vor prana-psychotherapeutisch behandelt. Wir hoffen, dass dieser Wandel von Dauer ist. Diese Erfahrung bringt Hoffnung in Sachins Leben.
Prof. Vijaya Shastry und R. R. Y. (Vater des Patienten), Indien, September 1999

Thema: Psychoneurose
Navin J. (42), Zeitungsverleger aus Hindustan, litt seit vielen Jahren unter Darmentzündungen. Im Mai 1998 verschlechterte sich sein Zustand; es wurden eiternde Wunden und Darmperforationen festgestellt. Die Diagnose lautete Morbus Crohn, eine praktisch unheilbare Krankheit. Navin gab seine Arbeit auf und hatte kaum Hoffnung, wieder gesund zu werden. Gerade einmal 42 Jahre alt, verfiel er in tiefe Depressionen und hatte Suizidgedanken. In dieser Phase kam Navin zu uns zur Behandlung seiner Psychoneurose sowie seines vereiterten und perforierten Darms. Nach 10 Sitzungen war die Neurose vollständig geheilt. Der bislang 12-mal täglich auftretende durchfallartige Stuhlgang reduzierte sich auf zwei. Die zweite Darmspiegelung ergab, dass die Perforationen geheilt waren und dass auch die Geschwüre schnell zurückgingen. Navin hat voller Zuversicht seine Arbeit wieder aufgenommen und dankt dem allmächtigen Gott und Master Choa Kok Sui.
Dr. Gyanendra Verma (Heiler), Indien, September 1999

Thema: Depressionen
Marilyn (15) wurde mir von ihrer Großmutter gebracht; das Mädchen zog sich von seinen sozialen Kontakten zurück, wollte nicht mehr mit den Eltern reden, sperrte sich fast den ganzen Tag in ihrem Zimmer ein, ging nicht mehr zur Schule und lief auch einmal von zu Hause weg. Die Großmutter meinte, Mari-

lyn sei durch die ständigen Streitereien ihrer Eltern verstört und habe das Gefühl, dass niemand sie liebte und sich um sie kümmerte. Die Folge waren tiefe Depressionen und Wut. Bei ihrer ersten Therapiesitzung erschien sie ungepflegt und gab kein einziges Wort von sich. Beim Scannen stellte ich fest, dass ihr Nabel-, Stirn- und Ajnachakra verstopft und überaktiv waren, ihr Basischakra dagegen ausgelaugt und erschöpft. Bei der ersten Behandlung spürte sie angeblich gar nichts. Sie kam regelmäßig zweimal pro Woche zu mir. Ich behandelte sie schulmedizinisch und mit Prana-Psychotherapie. Mit der Zeit bemerkte ich, wie sie sich verwandelte. Sie freute sich darauf, wieder in die Schule zu gehen, verhielt sich den Therapeuten gegenüber kommunikativ und kooperativ. Sie kümmerte sich mehr um ihre Hygiene und konnte ihre Gefühle besser zum Ausdruck bringen.
Sonia L. Dy (Heilerin), Philippinen

Thema: Depressionen
Der männliche Klient litt unter Depressionen und Angstzuständen, da seine Firma geschlossen wurde und er somit den Arbeitsplatz verlor. Er wollte sich nun selbstständig machen, was ihn aber physisch erschöpfte und seine Ersparnisse aufzehrte. Daraufhin machte er sich große Sorgen um seine Zukunft und hatte keine Hoffnung mehr. Ihm wurde eine niedrige Dosis eines hypnotischen Medikaments verschrieben, das er zwei Nächte lang einnahm. Nach drei oder vier Behandlungen mit traditioneller Psychotherapie und Prana-Psychotherapie konnte eine enorme Verbesserung des Zustands des Klienten und seiner Lebenseinstellung festgestellt werden.
Sonia L. Dy (Heilerin), Philippinen

Thema: Depressionen
Morris klagte über starke Erschöpfung, Depressionen und starke Wutgefühle. Die Ursache lag vorrangig in seiner Enttäuschung über ein Familienmitglied, das ihm das Gefühl gab, verraten und im Stich gelassen worden zu sein. Nach nur einer Heilbehandlung fühlte er sich mit einem Mal erleichtert, als wäre eine schwere Last von seiner Brust genommen worden. Er gewann seine physische Stärke zurück und fühlte sich sowohl physisch als auch emotional wieder energiegeladen.
Sonia L. Dy (Heilerin), Philippinen

7. KAPITEL

Die Heilung gewalttätiger und paranoider Menschen

Das Prinzip der Anziehung und Abstoßung besagt, dass Gleiches sich anzieht und Gegensätze sich abstoßen. Intensive Wut lässt die Schutznetze reißen und zieht gewalttätige Elementale an. Dabei können Menschen den Verstand verlieren und furchtbare Dinge tun.
M. C. K. S.

Behandlung gewalttätiger Menschen

Bei gewalttätigen Menschen müssen in der Regel fast alle Hauptchakras behandelt werden. Auch die Nebenchakras in den Armen und Beinen müssen einbezogen werden. Der Energiekörper der betroffenen Person ist von negativen Elementalen überschwemmt. Ajna-, Solarplexus-, Meng Mein- und Basischakra sind überaktiv. Sie weisen meist große Löcher auf und sind sehr stark von negativen Elementalen befallen. Das Herzchakra und das Stirnchakra leiden teilweise an Pranamangel und sind ungenügend aktiviert. Die gespeicherten Gedankenformen und Gefühle wie Wut und Misstrauen müssen aus dem Solarplexus-, dem Ajna- und dem Kronenchakra entfernt werden. Falls die Person Stimmen hört, müssen auch die Ohrchakras behandelt werden. Bei Personen, die übermenschliche Kräfte zu haben scheinen, müssen die Nebenchakras in den Armen und Beinen ebenfalls berücksichtigt werden. Besteht die Erkrankung erst seit kurzer Zeit, ist die Behandlung relativ einfach und führt rasch zur Besserung.

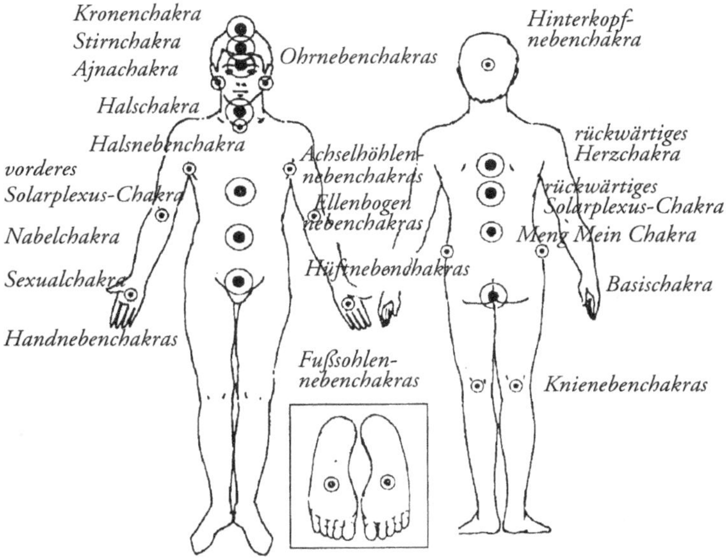

Abb. 7.1: Behandlung gewalttätiger und paranoider Menschen

Vorgehensweise:

1. Scannen Sie die Aura gründlich.
2. Führen Sie ein allgemeines Sweeping mit hellviolettem oder elektrisch-violettem Prana durch (Kronen-/Handchakra-Technik).
3. Reinigen Sie das Ajna-, das Solarplexus- und das Basis-

chakra mit hellviolettem oder elektrisch-violettem Prana (Kronen-/Handchakra-Technik). Das Hauptaugenmerk liegt dabei auf dem gründlichen Reinigen des vorderen und rückwärtigen Solarplexus-Chakras. Das ist sehr wichtig. Der Behandler muss sich beim örtlichen Sweeping auf die Absicht konzentrieren, alle negativen Gedankenformen und Elementale zu entfernen. Energetisieren Sie diese Chakras dann mit hellviolettem oder elektrisch-violettem Prana (Kronen-/Handchakra-Technik), um eventuell noch vorhandene negative Elementale aufzulösen und die Risse und Löcher in den Schutznetzen zu versiegeln. Reinigung und Energetisierung müssen abwechselnd erfolgen.

4. Das Ajna-, Solarplexus-, Meng Mein- und Basischakra sind überaktiv und müssen gedämpft werden. Führen Sie ein örtliches Sweeping am Meng Mein Chakra durch. Dämpfen Sie das Solarplexus-, das Meng Mein- und das Ajnachakra, indem Sie es mit blauem Prana energetisieren (Hals-/Handchakra-Technik). Visualisieren Sie das Austreten von blauer Prana-Energie aus Ihrer Hand und lassen Sie die Chakras durch Ihre Willenskraft kleiner werden, bis auf etwa 5 Zentimeter Durchmesser. Wieder liegt der Schwerpunkt auf dem vorderen und rückwärtigen Solarplexus-Chakra, das erheblich gedämpft werden muss. Bei richtig durchgeführter Behandlung kommt die Person zur Ruhe. Die Helfer, die den Klienten festhalten, merken, dass er »weicher« wird und dass seine Anspannung nachlässt.
5. Führen Sie ein örtliches Sweeping am vorderen Herzchakra durch und energetisieren Sie das rückwärtige Herzchakra mit hellviolettem oder elektrisch-violettem Prana, um das Herzchakra zu aktivieren (Kronen-/Handchakra-Technik). Das vermittelt Ruhe und Frieden.

6. Reinigen Sie das Kronenchakra und das Hinterkopfnebenchakra mit hellviolettem oder elektrisch-violettem Prana, um die negativen Elementale und Gedankenformen zu entfernen. Energetisieren Sie beide Chakras mit hellviolettem Prana, um die restlichen negativen Elementale aufzulösen und die Löcher oder Risse zu versiegeln.
7. Das Stirnchakra ist ebenfalls erschöpft. Reinigen und energetisieren Sie es mit hellviolettem oder elektrisch-violettem Prana (Kronen-/Handchakra-Technik).
8. Falls die Person Stimmen hört, müssen auch die Ohrchakras mit hellviolettem oder elektrisch-violettem Prana gereinigt und energetisiert werden.
9. Bei sehr gewalttätigen, körperlich starken Menschen müssen Hals-, Halsneben-, Nabel-, Sexual-, Achselhöhlen-, Ellbogen-, Hand-, Hüft-, Knie- und Fußsohlenchakras mit hellviolettem oder elektrisch-violettem Prana gereinigt und energetisiert werden.
10. Erzeugen Sie Schutzschilde für das vordere und rückwärtige Solarplexus-, Ajna-, Kronen- und Basischakra. Falls die Person optische Halluzinationen hat, geben Sie auch dem Hinterkopfchakra einen Schutzschild. Bei akustischen Halluzinationen brauchen das Halschakra und die Ohrchakras Schutzschilde. Dann bilden Sie einen Aura-Schutzschild. Das wird den Heilungsprozess unterstützen.
11. Führen Sie bei solchen Fällen die Behandlung an mehreren aufeinanderfolgenden Tagen mehrmals täglich durch. Reduzieren Sie dann die Sitzungen allmählich je nach Heilungsverlauf. Bei weniger gewalttätigen Menschen genügt es, die Behandlung mehrmals wöchentlich durchzuführen.

Anleitung für Klienten zum Umgang mit ihrer Wut

Die betroffenen Menschen müssen lernen, mit ihrer Wut besser umzugehen. Starke Wut sollte vermieden werden, da sie die Schutznetze der Chakras aufreißt und gewalttätige Elementale anzieht. Letztere setzen sich dann auf den Schutznetzen fest und bringen die Person dazu, grausame und schreckliche Dinge zu tun. Das Prinzip der Anziehung und Abstoßung besagt, dass Gleiches sich anzieht und Gegensätze sich abstoßen. Deswegen zieht große Wut gewalttätige negative Elementale an.

Vorgehensweise:

1. Unterweisen Sie den Klienten in der Technik der tiefen Prana-Atmung und halten Sie ihn dazu an, sie täglich mindestens 10 Minuten lang zu üben – oder sobald er wütend oder gereizt ist.
2. Fordern Sie den Klienten auf, täglich 10 Minuten lang über das folgende Gebet zu meditieren. Es wirkt reinigend und besänftigend.
3. Sobald die Person eine gewisse innere Ruhe und Konzentrationsfähigkeit erlangt hat, sollte sie die *Meditation über zwei Herzen* erlernen und täglich etwa 10 Minuten lang praktizieren.

Jede dieser Techniken fördert und beschleunigt die Heilung.

Friedensgebet (aus der Normandie; früher dem Heiligen Franz von Assisi zugeschrieben)

> *»Oh Herr,*
> *mach mich zu einem Werkzeug deines Friedens,*
> *dass ich Liebe übe, wo man sich hasst,*

dass ich verzeihe, wo man sich beleidigt,
dass ich verbinde, da wo Streit ist,
dass ich die Wahrheit sage, wo der Irrtum herrscht,
dass ich den Glauben bringe, wo der Zweifel drückt,
dass ich die Hoffnung wecke, wo Verzweiflung quält,
dass ich ein Licht anzünde, wo die Finsternis regiert,
dass ich Freude mache, wo der Kummer wohnt.

Herr, lass mich trachten:
nicht, dass ich getröstet werde, sondern dass ich tröste;
nicht, dass ich verstanden werde, sondern dass ich verstehe;
nicht, dass ich geliebt werde, sondern dass ich liebe.

Denn wer da hingibt, der empfängt;
wer sich selbst vergisst, der findet;
wer verzeiht, dem wird verziehen;
und wer stirbt, erwacht zum ewigen Leben.«

Behandlung paranoider Menschen

Die Behandlung gleicht jener für gewalttätige Menschen. Bei Paranoia sind folgende Chakras in ihrer Funktion beeinträchtigt: Kronen-, Hinterkopf-, Stirn-, Ajna-, Hals-, Ohr-, Solarplexus-, Meng Mein- und Basischakra. Die Schutznetze der Chakras weisen Risse auf und sind stark von negativen Elementalen und/oder negativen Gedankenformen besetzt. Fast alle der oben genannten Chakras sind eingerissen oder durchlöchert und mit negativen Elementalen ausgefüllt. Kronen-, Ajna-, Hals- und Solarplexus-Chakra sind mit negativen Gedanken und Gefühlen überfüllt. Ajna-, Hals-, Solarplexus-, Meng Mein- und Basischakra sind überaktiv und müssen gedämpft werden. Das Stirnchakra weist einen Pranamangel auf.

Rastlosigkeit

Psychisch unausgeglichene Menschen leiden häufig unter Rast- und Ruhelosigkeit, weil ihr Basischakra überaktiv ist. Das Schutznetz dieses Chakras weist Risse und Löcher auf und ist stark von negativen Elementalen befallen.

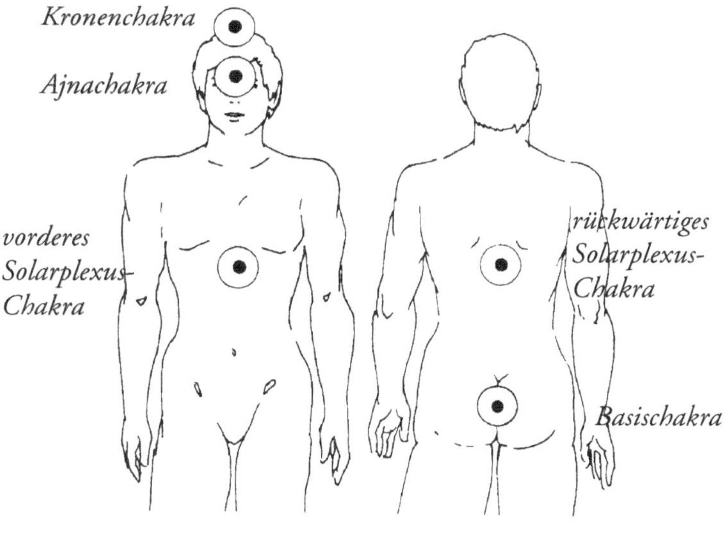

Abb. 7.2: Behandlung ruheloser Menschen

Vorgehensweise:

1. Machen Sie eine Anamnese, scannen Sie die Hauptchakras und führen Sie ein allgemeines Sweeping mit hellviolettem oder elektrisch-violettem Prana durch.

2. Sweepen und energetisieren Sie das vordere und rückwärtige Solarplexus-Chakra mit elektrisch-violettem Prana (Kronen-/Handchakra-Technik). Dämpfen Sie sie mit hellblauem Prana (Hals-/Handchakra-Technik).
3. Um die negativen Elementale zu entfernen und die Risse oder Löcher in den Schutznetzen zu schließen, müssen Sie das Basischakra mit hellviolettem oder elektrisch-violettem Prana reinigen und energetisieren (Kronen-/Handchakra-Technik). Die Energetisierung muss sehr sorgfältig durchgeführt werden.
4. Dämpfen Sie das Basischakra durch Energetisierung mit blauem Prana (Hals-/Handchakra-Technik). Lassen Sie das Basischakra durch Ihren Willen auf etwa 5 Zentimeter Durchmesser schrumpfen.
5. Das Solarplexus-, Ajna- und Kronenchakra müssen mit hellviolettem oder elektrisch-violettem Prana gereinigt und energetisiert werden (Kronen-/Handchakra-Technik). Das Solarplexus-Chakra muss mit hellblauem Prana gedämpft werden (Hals-/Handchakra-Technik).
6. Erzeugen Sie Schutzschilde für das vordere und rückwärtige Solarplexus-Chakra sowie das Wurzel-, Ajna- und Kronenchakra. Dann bilden Sie einen Aura-Schutzschild. Das wird den Heilungsprozess unterstützen.

Die Behandlung des Basischakras muss sehr sorgfältig erfolgen, weil Schlaf- und Ruhelosigkeit von den in diesem Chakra eingenisteten negativen Elementalen verursacht werden. Wiederholen Sie die Behandlung mehrmals wöchentlich. Bei korrekter Durchführung sollte sich bereits nach einigen Sitzungen eine deutliche Besserung einstellen.

Schlaflosigkeit

Bei Schlaflosigkeit ist das Basischakra überaktiv, weil das Solarplexus-Chakra überaktiv ist.

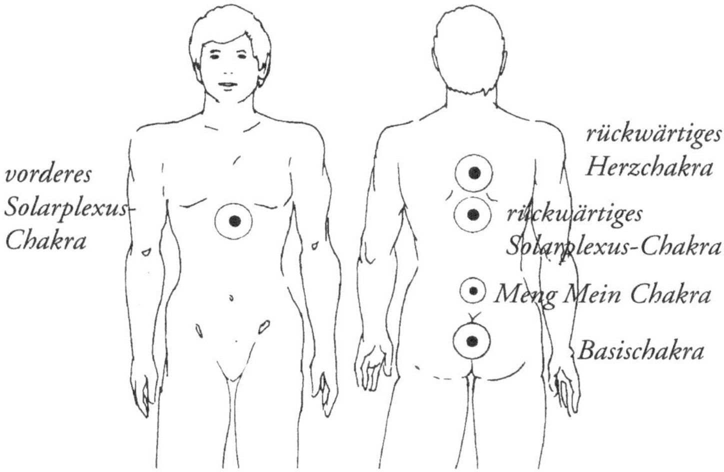

Abb. 7.3: Behandlung bei Schlaflosigkeit

Vorgehensweise:

1. Interviewen Sie den Klienten, scannen Sie alle Hauptchakras und führen Sie ein allgemeines Sweeping durch.
2. Sweepen Sie gründlich das vordere und rückwärtige Solarplexus-Chakra sowie das Basischakra, beide Nieren und das Meng Mein Chakra. Zusammen mit dem Entfernen der überschüssigen Energie wird das gründliche Reinigen des vorderen und hinteren Solarplexus-Chakras und des Basischakras den Klienten schläfrig werden lassen.
3. Sweepen Sie das vordere und rückwärtige Herzchakra.

Energetisieren und aktivieren Sie das Herzchakra vom rückwärtigen Herzchakra aus mit elektrisch-violettem Prana (Kronen-/Handchakra-Technik). Das wird die Person beruhigen und besänftigen – was ihr auch beim Einschlafen helfen wird.

Mit dieser einfachen Behandlung wird der Klient wieder gut schlafen.

Erfahrungsberichte

Thema: Chronische Schizophrenie
Die 38-jährige L. B. nahm seit ihrem 17. Lebensjahr 20 verschiedene Pillen ein, um sich selbst im Griff zu haben. Sie ging nicht aus dem Haus, kochte sich nichts zu essen und nahm noch nicht einmal ein Bad. Sie wollte sich und ihre Töchter umbringen, um ihrem Leiden ein Ende zu machen. In geschlossenen Räumen hielt sie es nicht lange aus. Wie mir ihr Bruder erzählte, wurde sie wegen ihrer Gewalttätigkeit immer wieder für lange Zeit in eine psychiatrische Anstalt gesteckt. Obwohl kaum mehr Hoffnung auf Heilung bestand, wurde sie eines Tages zu mir gebracht. Ich behandelte sie zweimal wöchentlich mit Prana-Psychotherapie. Bereits nach einer Woche hörten die gewaltsamen Emotionen auf. Nach der dritten Woche reduzierte ihr behandelnder Arzt die Medikamentendosis um 50 Prozent (also auf rund 10 Pillen pro Tag). Ihre Angst vor geschlossenen Räumen verschwand fast auf der Stelle. Nach zwei Monaten ging sie mit ihrem Mann und ihren Töchtern aus, fing wieder an zu kochen und sich um ihr Äußeres zu kümmern (zum Beispiel legte sie Make-up auf). Eine Tages kam eine ihrer Töchter zu mir, um sich zu bedanken. »Warum denn?«, fragte ich. Ihre Antwort: »Weil ich letztes Wochenende zum ersten Mal in meinem Leben mit meiner Mut-

ter ins Kino gegangen bin.« Nach nicht einmal fünfmonatiger Behandlung war die Frau vollständig geheilt. Sie gibt inzwischen Malunterricht, nimmt keine Medikamente mehr und lebt ganz normal.
Dara Sonia Filipof (Heilerin), Argentinien, September 1997

Thema: Schizophrenie

Ich (36) leide seit meinem 11. Lebensjahr unter Schizophrenie. Während meiner psychotischen Schübe hatte ich Wahnvorstellungen, Halluzinationen, extreme Paranoia, Angstzustände und Depressionen. Ungefähr zehnmal habe ich einen Selbstmordversuch unternommen. Seit Februar 1999 war ich in einer psychiatrischen Anstalt; ich litt unter schweren Wahnvorstellungen und Angstzuständen und war selbstmordgefährdet. Ein Freund, mit dem ich mich traf, schlug Prana-Psychotherapie vor. Seit ein paar Monaten bin ich bei Dr. Hazel Wardha in Behandlung. Jetzt, im August 1999, sind alle meine psychotischen Symptome verschwunden. Mein Psychiater und meine beiden Betreuer sind über meine Fortschritte total verwundert. Ich praktiziere täglich die *Meditation über zwei Herzen* und die Prana-Atmung. Nach meiner Heilung nahm ich an der Grund- und die Fortgeschrittenenausbildung für Pranaheilung teil und nächsten Monat werde ich die Ausbildung in Prana-Psychotherapie absolvieren. Sogar meine Diabetes ist zum ersten Mal jetzt im sicheren Bereich. Ich bedanke mich sehr bei Dr. Wardha. Ich kann Prana-Psychotherapie wirklich jedem empfehlen, der Heilung sucht – egal ob physisch oder mental.
J. S., Australien, August 1999
(Heilerin: Dr. Hazel Wardha)

Thema: Gewalttätigkeit

Der dreijährige Rodrigo wurde viermal die Woche mit Prana-Psychotherapie und mit Fernheilung behandelt. Die Familie wurde in der *Meditation über zwei Herzen* unterrichtet und erlernte die psychische Reinigung des Umfelds und positive Visualisierung. Sie lernten, mehr auf die Auswirkungen emotionaler Energien (negativer wie positiver) von Menschen und deren physischem Umfeld zu achten. Nach der Behandlung des Kindes nahm der Vater am Grundkurs in Pranaheilung teil und behandelt inzwischen seine Familie und seine Freunde.

Ailton Honorato da Silva (Heiler), Brasilien, August 1999

Mein Sohn wurde wegen seiner Gewalttätigkeit, Nervosität und Ungeduld behandelt. Von Sitzung zu Sitzung nahm seine Gewalttätigkeit ab und verschwand schließlich ganz. Heute ist er ein völlig normales Kind. Wenn er nicht provoziert wird, ist er anderen gegenüber nicht gewalttätig. Er wird nicht mehr ungeduldig, wenn er etwas verstehen lernen will. Wir danken Gott für diese Entwicklung!

Vater von Rodrigo, Brasilien, August 1999

Thema: Angst, Paranoia

Mein Mann (52) litt unter Paranoia. Er hatte das Gefühl, verfolgt oder angegriffen zu werden. Während der letzten sechs Monate wollte er das Haus nicht mehr verlassen und nicht mehr ins Büro gehen. Nach nur einer Behandlung mit Prana-Psychotherapie war er geheilt.

Asgar K. (geschrieben von der Frau des Klienten), Indien, September 1999

(Heilerin: Rashida Dhorajiwala)

Thema: Fernbehandlung gegen Krachmacherei und Gewalttätigkeit

Ich (40) gehe wegen meiner Arbeit meist erst spätnachts nach Hause. Es gab eine Zeit, in der sich das Wachpersonal offenbar ständig verprügelte, herumschrie und gegenseitige Drohungen ausstieß, sooft ich an den Türen in meinem Haus vorbeiging. Eines Nachts war das Krakeelen noch lauter als gewöhnlich, und mir wurde klar, dass die Situation eskalierte. Ich praktizierte Fernheilung und schickte den Männern friedvolle Energie und Gebete. Ganz plötzlich war es vollkommen still, niemand schrie mehr herum. Seit dieser Nacht erlebe ich meinen Nachhauseweg als friedvoll und heiter.

Marcello Griffo (Heiler; im Auftrag des Verfassers), Italien, November 1999

Thema: Schizophrenie, Neigung zu gewalttätigen Ausbrüchen

Carol, eine 27-jährige Frau, litt seit über 10 Jahren unter chronischer Schizophrenie. Sie berichtete von akustischen Halluzinationen mit widersprüchlichen Aussagen wie »*pangit ka*« (du bist hässlich) und »*maganda ka*« (du bist schön). Sie hatte sehr wenig Selbstbewusstsein und sagte ständig, sie sei »*walang suwerte*« (ich habe kein Glück). Zu diesem Zeitpunkt nahm sie Neuroleptika bzw. Beruhigungsmittel ein. Während der unregelmäßig stattfindenden Untersuchungen traten schwere Halluzinationen auf. Beim letzten Anfall zeigte sie gewalttätige Tendenzen und wollte Leute schlagen. Bei der Behandlung kombinierte ich nun Medikamente mit Prana-Psychotherapie. Während der ersten Sitzung sagte die Klientin: »*Nawala na ang malas*« (das Unglück ist verschwunden). Nach zwei Wochen und regelmäßigen Sitzungen hatte sie ihren Argwohn verloren; auch die Halluzinationen waren auf ein erträgliches Maß

gesunken. Den Stimmen, die sie zu hören meinte, schenkte sie keine Aufmerksamkeit mehr.
Dr. Sonia L. Dy (Heilerin), Philippinen, Oktober 1988

Thema: Gewalttätige Tendenzen
Samuel, ein 25-jähriger Klient, war bereits seit über 10 Jahren bei verschiedenen Psychiatern in Behandlung und nahm alle möglichen Medikamente ein. Sein Zustand wurde aber nicht besser. Das Hauptproblem wurzelte in seiner schlechten Beziehung zu seinem Vater. Er hatte das Gefühl, dass er ständig auf Kritik und Widerspruch stieß, egal was er tat. Die dadurch entfachte Wut konnte der Klient nach eigenen Angaben nicht unter Kontrolle halten. Wenn er schlief, wachte er irgendwann auf und merkte, dass er andere verfluchte. Wie seine Verwandten berichteten, war Samuel meist schlecht gelaunt und gereizt und beschimpfte andere, sogar ältere Leute. Nach einer Behandlung mit konventionellen psychiatrischen Methoden, kreativer Visualisierung, Gedankenprojektion und Prana-Psychotherapie konnte der Klient besser entspannen und seine Wut nahm signifikant ab.
Dr. Sonia L. Dy (Heilerin), Philippinen, Oktober 1988

Thema: Paranoia
Die Klientin war drei Jahre vorher bei mir in Behandlung gewesen. Jetzt wurde sie in eine Privatklinik eingeliefert, weil sie ruhelos war und sich von bösen Geistern überwältigt fühlte. Sie hatte im ganzen Körper elektrische Empfindungen und verdächtigte andere Menschen, dass sie etwas gegen sie hatten. Nach eingehender Prüfung fand ich heraus, dass diese Symptome auf verschiedene Probleme zurückzuführen waren: Sie hatte Probleme mit den Schwiegereltern, die sie anscheinend nicht als Tochter akzeptierten. Ihr Mann bot ihr weder emotionale

Unterstützung, noch griff er ihr finanziell unter die Arme, da er arbeitslos war. Hinzu kamen arbeitsbedingte Stressfaktoren, denn sie hatte das Gefühl, sehr hart arbeiten zu müssen, um ihre Familie durchzubringen. Nach einer prana-psychotherapeutischen Behandlung fühlte sich die Klientin entspannt und beruhigte sich umgehend. »Ich habe das Gefühl, ich bin wieder ganz«, sagte sie offen. Die Unruhe war verschwunden, auch ihre Angst hatte sich drastisch gemildert. Sie wurde aus der Klinik entlassen und innerhalb von vier Tagen waren alle Symptome verschwunden.
Dr. Sonia L. Dy, Philippinen, Oktober 1988

Thema: Schizophrenie (Unruhe, Depressionen, Halluzinationen, starke Neigung zu Gewalttätigkeit und Suizid)
Ende des Jahres 1976, direkt nachdem mein Sohn die Highschool abgeschlossen hatte, legte er ein seltsames Verhalten an den Tag. Vormals ein intelligenter Junge, war er jetzt verwirrt, launisch, depressiv und manchmal gewalttätig. Er verlor seine Sinneswahrnehmung – Riechen, Schmecken, Hören und Sehen waren verzerrt. Sein Körper strömte einen üblen Geruch aus. Manchmal hörte er fremde Stimmen und sah Gespenster. Er litt unter Verfolgungswahn. Seine mentalen Prozesse liefen immer langsamer ab, ohne dass es dafür einen ersichtlichen Grund gab, und er litt an Gedächtnisverzerrungen. Manchmal zeigte er Anfälle von Größenwahn, sprach mit sich selbst und lachte dabei. Er schrie andere Leute an. Ständig war er depressiv und sehr unruhig, war ständig in Bewegung und kam kaum zur Ruhe. Er litt unter Appetit- und Schlaflosigkeit. Um die Anspannung abzubauen, fing er an zu rauchen, bis zu fünf Packungen und mehr pro Tag. Es war eine Qual und manchmal ein Schrecken für die ganze Familie. Die Diagnose lautete Schizophrenie. Elf Jahre lang wurde er von einem Psychiater zum nächsten, von einer

Klinik zur nächsten geschleppt und wurde mit allem Möglichen behandelt: von Beruhigungsmitteln bis hin zu Schocktherapie. Die finanzielle Belastung für uns war enorm; wir standen kurz vor dem Bankrott, ohne dass Heilung in Sicht war. Es war ganz schrecklich. Ich machte mir um meinen Sohn so große Sorgen, dass ich selbst herz- und lungenkrank wurde (Emphysem – laut Diagnose des Arztes am Lung Center of the Philippines). Zum Glück stieß ich auf ein Buch über Pranaheilen und begab mich umgehend in Therapie. Nach ein paar Monaten regelmäßiger Behandlung waren meine Herz- und Lungenbeschwerden fast vollständig geheilt. Und so beschloss ich, auch meinen Sohn mit Prana-Psychotherapie behandeln zu lassen. Er erhielt drei Sitzungen pro Woche; bereits nach zwei Monaten hatte sich sein Zustand merklich verbessert:
Er ist viel ruhiger und entspannter. Er raucht nicht mehr so viel. Er kann jetzt wieder mit Menschen kommunizieren. Er kann sich besser konzentrieren und spielt Klavier. Er rasiert sich und achtet auf Sauberkeit. Seine Körperhaltung ist besser, er schaut geradeaus und nicht mehr zu Boden. Er gehorcht besser und man kann leichter mit ihm reden. Die optischen und akustischen Halluzinationen sind verschwunden. Er hat wieder Appetit. Er hat jetzt ein Ziel im Leben. Das erste Mal seit 11 Jahren geht es mit ihm bergauf und ich bin wieder voller Hoffnung. Er ist nach wie vor in Behandlung, bis er vollständig geheilt ist. Ich bete darum, dass Pranaheilen den vielen Tausenden von Menschen angeboten werden kann, die unter schlimmen psychischen Beschwerden leiden und dringend Hilfe benötigen.
Edgardo A. (Heiler), Philippinen, November 1988

Thema: Angstzustände, Unruhe, Paranoia

Mehr als 4 Jahr Jahre lang litt ich (21) an Nervosität und Angstzuständen. Manchmal fühlte ich mich von Leuten beobachtet.

Ich war schreckhaft und hielt es nicht lange an einem Platz aus. Ich musste mich ständig bewegen, regte mich über Kleinigkeiten auf und machte mir deswegen Sorgen. Außerdem schlief ich schlecht. Lieber blieb ich zu Hause, als dass ich ausging, und war nicht gerne mit anderen Leuten zusammen. Vor Kurzem passierte es mir, dass ich in der Öffentlichkeit unkontrolliert zu zittern anfing, was mich ziemlich in Verlegenheit brachte. Der Psychiater erklärte mir, dass das Zittern von der reduzierten Medikamentendosis herrührte. Bereits nach der ersten pranapsychotherapeutischen Behandlung wurde das Zittern schwächer und ich war entspannter. Seit zwei Monaten habe ich dreimal wöchentlich eine solche Behandlung. Mir geht es gut, ich bin friedlich und nicht mehr so nervös und schreckhaft. Die Unruhe ist verschwunden. Ich schlafe jetzt tief und fest und fühle mich auch nicht mehr beobachtet. Mein Zustand hat sich sehr verbessert und ich fühle mich psychisch und physisch wie ein neuer Mensch.
B. M., Philippinen

8. KAPITEL

Die Heilung geistig zurückgebliebener Menschen

Intellektuelle Entwicklung und sexuelle Energie

Die intellektuellen Fähigkeiten eines Menschen hängen von der Gesundheit seines Sexualchakras ab. Das Sexualchakra versorgt die oberen Chakras mit transmutierter sexueller Energie und ernährt sie damit, besonders das Herz-, Hals-, Ajna- und Kronenchakra. Es versorgt auch das Gehirn und das Nervensystem mit Energie. Das Gehirn und das Nervensystem brauchen sexuelle Energie, um gut zu funktionieren. Deswegen ist sie so wichtig.

Geistig zurückgebliebene Menschen haben ein erschöpftes Sexualchakra. Wenn ihnen körperliche Bewegungen schwerfallen, ist auch das Basischakra erschöpft. Um die geistige Entwicklung dieser Menschen vorwärtszutreiben, müssen das Sexualchakra, das Perineum-Chakra und das Basischakra sehr gründlich gereinigt und energetisiert werden.

Auch der Zustand des Nabelchakras ist von Bedeutung. Wenn es klein und verschmutzt ist, blockiert es den Energiefluss zu den höheren Chakras und zum Gehirn. Der Auf- und Abfluss der sexuellen Energie geschieht bei normalen Menschen in gewissem Grad von allein. Das Nabelchakra muss also auch behandelt werden.

Geistig zurückgebliebene Menschen haben verschmutzte, verstopfte und überaktive Solarplexus-Chakras. Das vordere und rückwärtige Solarplexus-Chakra muss daher gründlich gereinigt werden; erst dann ist der Energiefluss zwischen den unteren und den oberen Chakras möglich.

Auch das Energetisieren und Aktivieren der höheren Chakras ist bedeutsam, weil es die Normalisierung des Hals- und des Kopfchakras gewährleistet. Möglicherweise sind auch die Augen- und Ohrchakras betroffen und müssen behandelt werden.

Das Herzchakra braucht ebenfalls eine Behandlung, da es die oberen Chakras reguliert und harmonisiert.

Ein Mensch ist wie ein Baum: Wenn die Nährstoffe von den Wurzeln nicht aufsteigen können, wird der Baum keine Blüten und Früchte tragen. So bleibt auch ein Mensch in seiner Entwicklung zurück, wenn die Prana-Energie vom Sexualchakra, Perineum- und Basischakra nicht verwandelt wird und zu den Hals- und Kopfzentren sowie zum Gehirn aufsteigen kann. Das ist auch der Grund, weshalb ältere Menschen, deren Sexualchakras erschöpft sind, allmählich senil werden.

Geistiges Zurückbleiben

Die Heilung geistig behinderter Menschen dauert sehr lange. Selbst kleine Fortschritte können Wochen oder Monate dauern. Die Behandlung muss über Jahre hinweg fortgesetzt werden. Doch bei regelmäßiger Prana-Behandlung gibt es auch dramatische Verbesserungen und gute Entwicklungen der Lernfähigkeit.

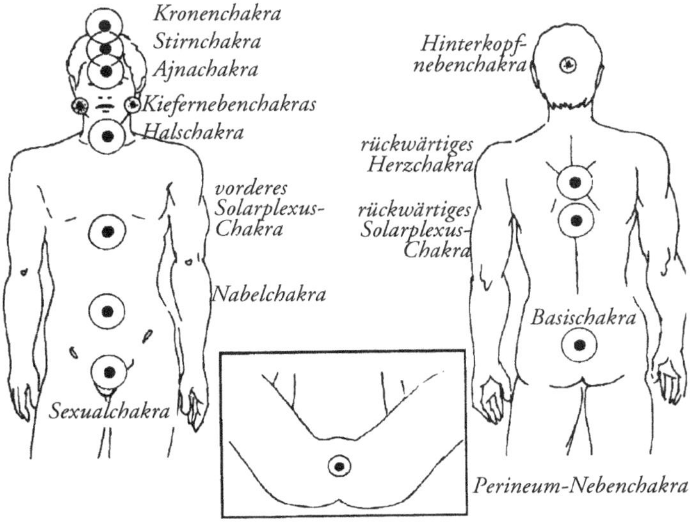

Abb. 8.1: Behandlung geistig retardierter Menschen

Vorgehensweise:

1. Scannen Sie die Chakras gründlich und führen Sie ein allgemeines Sweeping durch.
2. Reinigen Sie das Sexual-, Basis- und Perineum-Chakra gründlich. Energetisieren Sie diese Chakras ebenso sorgfältig mit hellem weißlich-rotem Prana. Wenn die Person unter einer sexuell übertragenen, schweren Krankheit leidet oder gelitten hat, dann energetisieren Sie diese Chakras mit weißem Prana, um die Behandlung sicherer zu machen.
3. Reinigen Sie das Nabelchakra gründlich. Energetisieren Sie es mit weißlich-rotem Prana.
4. Reinigen und energetisieren Sie das vordere und rückwärtige Solarplexus-Chakra mit elektrisch-violettem Prana (Kronen-/Handchakra-Technik).

5. Dämpfen Sie das vordere und rückwärtige Solarplexus-Chakra mit hellem, weißlichem Blau.
6. Reinigen Sie das vordere und rückwärtige Herzchakra. Energetisieren und aktivieren Sie das Herzchakra durch das rückwärtige Herzchakra mit elektrisch-violettem Prana (Kronen-/Handchakra-Technik). Das vermittelt Ruhe und Frieden. Die Behandlung des Herzchakras führt auch zu einer Normalisierung des Hals- und des Kopfchakras.
7. Reinigen und energetisieren Sie das Hals-, Kieferneben-, Ajna-, Stirn-, Kronen- und Hinterkopfchakra mit hellviolettem oder elektrisch-violettem Prana (Kronen-/Handchakra-Technik). Setzen Sie sanft Ihren Willen dabei ein, Hals-, Ajna-, Stirn- und Kronenchakra zu vergrößern, bis zu einem Durchmesser von 10 Zentimetern und mehr.
8. Um die Transmutation der sexuellen Energie zu ermöglichen, sweepen Sie zwischen dem Kronen- und dem Sexualchakra auf und ab, insgesamt 7-mal. Die Bewegung sollte nach der Abwärtsbewegung am Sexualchakra enden.
9. Um die Transmutation der Prana-Energie vom Basischakra zu den oberen Chakras zu gewährleisten, sweepen Sie zwischen dem Basischakra und dem Kronenchakra auf und ab, insgesamt 7-mal. Diese Bewegung sollte am Kronenchakra enden.
10. Scannen Sie noch einmal das Basischakra, Perineum- und Sexualchakra. Meistens sind sie nach dem transmutierenden Sweeping teilweise erschöpft. Energetisieren Sie sie also wieder gründlich mit hellem, weißlichem Rot.
11. Wiederholen Sie die Behandlung zwei- bis dreimal pro Woche. Ergänzend sollte eine spezielle Ausbildung stattfinden.

Diese Behandlung kann auch bei älteren Menschen als Prävention gegen Senilität und andere Hirn- und Nervenbeschwerden eingesetzt werden.

Dyslexie

Dyslexie ist eine Lernbehinderung, bei der die Betroffenen Schwierigkeiten mit dem Lesen und Schreiben haben. Der Autor konnte bei einigen Fällen von Dyslexie bemerkenswerte Erfolge erzielen. Schon nach ein oder zwei Behandlungen gab es bedeutende Fortschritte.

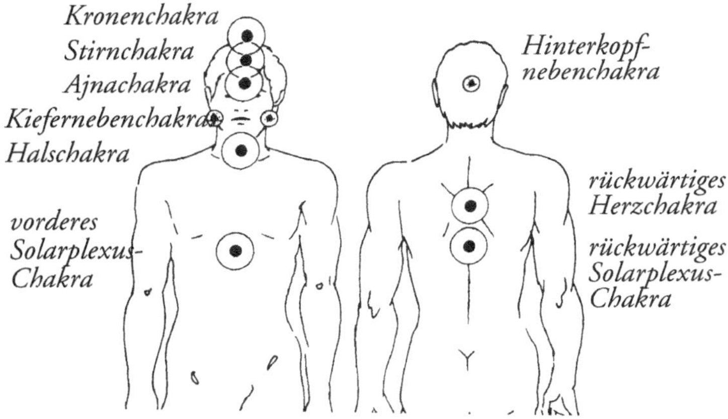

Abb. 8.2: Behandlung bei Dyslexie

Vorgehensweise:

1. Erheben Sie eine Anamnese, scannen Sie die Hauptchakras und führen Sie ein gründliches allgemeines Sweeping durch.

2. Führen Sie ein örtliches Sweeping und Energetisieren des Ajna-, Stirn-, Hinterkopf- und Halschakras sowie der Kiefernebenchakras mit hellviolettem oder elektrisch-violettem Prana durch.
3. Manchmal liegt der Dyslexie eine traumatische Erfahrung zugrunde. In diesem Fall werden das vordere und rückwärtige Solarplexus-Chakra und das Kronenchakra mit elektrisch-violettem Prana gereinigt und energetisiert.
4. Führen Sie ein örtliches Sweeping des vorderen und rückwärtigen Herzchakras durch. Energetisieren und aktivieren Sie das Herzchakra durch das rückwärtige Herzchakra mit elektrisch-violettem Prana. Das wird auch die Normalisierung der Hals- und Kopfchakras unterstützen.
5. Wiederholen Sie die Behandlung ein bis zwei Monate lang zweimal pro Woche.

Förderung der eigenen geistigen Fähigkeiten durch Verwandlung von sexueller Energie

Man kann die sexuelle Energie regelmäßig transmutieren, um die Entwicklung seiner geistigen Fähigkeiten zu fördern. Dabei geht es nicht nur um die intellektuelle Kapazität, sondern auch um die Liebesfähigkeit und das spirituelle Potenzial eines Menschen. Steigt die sexuelle Energie zu den verschiedenen oberen Chakras auf, dann wechselt sie die Farbe entsprechend der Farbe des jeweiligen Chakras. Wenn sie die Krone erreicht, ist sie hauptsächlich golden und violett mit einer Spur von Regenbogenlicht.

Wie kann man seine sexuelle Energie transmutieren? Bitte befolgen Sie dazu folgende Anleitung:

1. Scannen Sie Ihr Kronenchakra. Verwenden Sie beide Hände und sweepen Sie die Prana-Energie langsam vom Kronenchakra nach unten zum Sexualchakra. Atmen Sie dabei ein.
2. Scannen Sie Ihr Sexualchakra seitwärts. Sweepen Sie die sexuelle Energie langsam nach oben zur Krone und atmen Sie dabei aus.

Die Schritte 1 und 2 bilden einen Zyklus. Wiederholen Sie diesen Zyklus insgesamt 7-mal und beenden Sie ihn mit der abwärtsgerichteten Bewegung zum Sexualchakra hin.

3. Treten Sie einen Schritt zurück und biegen Sie etwa 10 Sekunden lang Ihren Körper etwas nach hinten. Seien Sie sich dabei Ihres Rückens und Ihrer Wirbelsäule bewusst. Das verteilt die überschüssige transmutierte Energie auf der Rückseite Ihres Körpers.
4. Stellen Sie Ihren rechten Fuß etwas zur Seite. Legen Sie Ihr Hauptgewicht auf Ihr rechtes Bein. Erheben Sie den rechten Arm bis auf Schulterhöhe, wobei der Ellbogen angewinkelt und der Arm parallel zum Boden ist. Seien Sie sich für etwa 10 Sekunden Ihrer rechten Körperseite bewusst. Das verteilt die überschüssige transmutierte Sexualenergie in Ihrer rechten Körperseite.
5. Stellen Sie sich wieder gerade hin. Dann bewegen Sie den linken Fuß etwas zur Seite. Belasten Sie nun stärker Ihr linkes Bein. Erheben Sie den linken Arm bis auf Schulterhöhe, wobei der Ellbogen angewinkelt und der Arm parallel zum Boden ist. Seien Sie sich für etwa 10 Sekunden Ihrer linken Körperseite bewusst. Das verteilt die überschüssige transmutierte Sexualenergie in Ihrer linken Körperseite.

Dies kann zweimal pro Woche oder öfter durchgeführt werden. Es ist ratsam, die Transmutation der sexuellen Energie lebenslang zu praktizieren.

Wenn ein junger Mann sexuellen Verkehr hatte und seinen Samen ergossen hat, dann sollte er 3 bis 4 Tage warten, bevor er diese Übung durchführt. Bei älteren Männern ist eine Wartezeit von 7 bis 10 Tagen sinnvoll. Andernfalls steht zu wenig sexuelle Energie für die Transmutation und Ernährung der oberen Chakras zur Verfügung. Praktiziert man diese Übung mit einem erschöpften Sexualchakra über längere Zeit hinweg, kann das eine nachteilige Wirkung auf die vom Sexualchakra kontrollierten Organe haben. Frauen sollten diese Übung zwei Tage vor und während ihrer Menstruation nicht durchführen, denn in dieser Zeit ist ihr Sexualchakra leicht gräulich. Sonst wird diese gräuliche Energie im ganzen Körper verteilt und manifestiert sich als Juckreiz.

Wer regelmäßig die Transmutation von sexueller Energie praktizieren will, sollte folgende Regeln beachten:

1. Schweinefleisch ist zu meiden;
2. Fleischkonsum sollte eingeschränkt werden;
3. kein Verzehr von Fisch ohne Schuppen (z. B. Aal);
4. Ernährung hauptsächlich von Früchten und Gemüse;
5. Fisch- und Fleischspeisen sind in Ordnung, doch in Maßen.

Um die sexuelle Energie zu transmutieren, muss man eine gesunde Einstellung zum Sex haben. Man sollte Sex als etwas ganz Natürliches und Gesundes betrachten, was nicht unterdrückt zu werden braucht, sondern in geregelte Bahnen gelenkt und zu höheren Zwecken transmutiert werden kann. Wenn ein

Mensch zölibatär leben möchte, kann er das tun, solange seine Haltung dem Sex gegenüber gesund ist. Eine negative Haltung blockiert nämlich die sexuelle Energie im Sexualchakra, was zu Mangelerscheinungen in den oberen Chakras führt, die dann nicht ausreichend versorgt werden.

Bei Menschen auf dem spirituellen Weg wird diese Transmutationsübung die spirituelle Entwicklung beschleunigen. Richtig umgewandelte sexuelle Energie wird zu spirituellem Brennstoff, der die Erweiterung des Bewusstseins fördert.

Verwandlung von sexueller Energie bei Kindern

Eltern können die Transmutation sexueller Energie auch bei ihren Kindern anwenden, indem sie die Auf- und Abwärtsbewegungen an ihnen durchführen.

1. Scannen Sie das Kronenchakra. Sweepen Sie die Prana-Energie vom Kronenchakra abwärts zum Sexualchakra.
2. Scannen Sie das Sexualchakra. Sweepen Sie die sexuelle Energie aufwärts zum Kronenchakra.
3. Wiederholen Sie diese Auf- und Abwärtsbewegung 7-mal und beenden Sie sie am Sexualchakra.
4. Verteilen Sie die überschüssige Energie in die Arme und Beine.
5. Sweepen Sie die Prana-Energie vom Kronenchakra zum Basischakra und vom Basischakra zum Kronenchakra. Wiederholen Sie dies 7-mal und enden Sie mit einer Aufwärtsbewegung zum Kronenchakra.
6. Verteilen Sie die überschüssige Energie in die Arme und Beine.

Die Übung kann fast täglich durchgeführt werden. Beachten Sie dabei die zuvor dargelegten Richtlinien.

Die Transmutation sexueller Energie hilft Jugendlichen, ihren sexuellen Trieb besser unter Kontrolle zu halten, und mindert dadurch die Verbreitung sexuell übertragener Krankheiten, unerwünschte Schwangerschaften und Abtreibungen. Positiv ist vor allem, dass diese Übung auch die geistige Entwicklung fördert, was sich sowohl als höhere Intelligenz bemerkbar macht als auch der psychologischen und spirituellen Entwicklung zugute kommt. Durch regelmäßige Transmutation sexueller Energie kann die Lernfähigkeit erheblich verbessert werden.

Erfahrungsbericht

Thema: Präsenile Demenz (Morbus Alzheimer)

Die 60-jährige V. D. entwickelte im Oktober 1998 Symptome: Sie wurde vergesslich, hatte Gedächtnislücken und Depressionen und war insgesamt sehr lethargisch. Sie hatte keine Willenskraft mehr, konnte sich zeitlich nicht mehr orientieren und ihre mentalen Prozesse verlangsamten sich. Mit der Zeit waren alle geistigen Fähigkeiten davon betroffen, auch Routinearbeiten und die persönliche Hygiene. Nach und nach verlor sie ihr Sprechvermögen, war unruhig, ihr emotionaler Ausdruck war unangemessen. Sie weinte viel und legte ein kindliches Verhalten an den Tag. Ihr Begriffsvermögen war schlecht, und sie hatte keinerlei Tatkraft mehr. Neurologen und Neuropsychiater diagnostizierten präsenile Demenz und höchstwahrscheinlich Alzheimer, im Gegensatz zur vorherigen Diagnose einer schweren Depression. Ein Computer- und ein Kernspintomogramm ergaben Anzeichen vorzeitiger Alterung und Degenerierung der Gehirnzellen sowie eine Schrumpfung der Gehirnmasse. Die Schulmedizin kennt keine Heilung für Alzheimer, und so wandten wir

uns der alternativen Medizin zu, unter anderem der Pranaheilung. Nach fast zweimonatiger Behandlung hat sich der Zustand der Patientin, der sich zuvor zunehmend und schnell verschlechtert hatte, merklich gebessert. Sie kann zu einem gewissen Grad wieder sprechen und ihre Auffassungsgabe ist besser geworden. Sie ist aufmerksamer und nicht mehr so unruhig. Die Depressionen und die allgemeine Passivität sind verschwunden. Mit ihrer Tatkraft geht es nach und nach bergauf.
C. D. (Tochter von V. D.), Indien, Juli 2000
(Heilerin: Nidhi Dalmia)

9. Kapitel

Mehr über Prana-Psychotherapie

Oh, barmherziger Gott,
dein Name ist unsere Heilung;
der Gedanke an dich ist unsere Medizin!
Koran

Was bei den Menschen unmöglich ist,
ist möglich bei Gott.
Bibel

Das Göttliche im Menschen

Sie sind nicht Ihr Körper, Sie sind nicht Ihre Gefühle oder Ihre Gedanken. Das bedeutet, dass Sie ein spirituelles Wesen beziehungsweise eine Seele »in« Ihrem Körper sind. Sie sind die inkarnierte Seele, die mit dem Höheren Selbst beziehungsweise der Höheren Seele verbunden ist.

Die Vorstellung, dass wir nicht Körper, sondern Seele sind, dass wir eins mit der Höheren Seele sind, ist universell. In 1. Mose 1,27 heißt es: »Und Gott schuf den Menschen zu seinem Bilde, zum Bilde Gottes schuf er ihn.« Das bedeutet, dass unsere Essenz göttlich ist. Auch im 1. Korintherbrief des Neuen Testaments, Kapitel 6, Vers 19 steht: »Wisset ihr nicht, dass euer Leib ein Tempel des Heiligen Geistes ist, der in euch ist, welchen ihr habt von Gott?« Die *Weisheiten des Buddha* drücken es so aus: »Die Buddha-Natur (oder das göttliche Selbst) existiert in jedem Menschen, wie sehr sie auch von Gier, Hass oder Dummheit überdeckt oder unter den eigenen Taten verschüttet sein mag. Wenn man alle Verunreinigungen entfernt, wird sie früher oder später zum Vorschein kommen.« In der Bhagavadgita lesen wir: »Die Seele unterscheidet sich vom Körper, denn sie ist unwandelbar, unzerstörbar und ewig.«

Der Begriff »heilig« enthält das Wort »heil«. Heil oder ganz zu sein bedeutet, mit der Höheren Seele zutiefst verbunden zu sein. In tiefer Verbindung mit der Höheren Seele werden die innere Haltung, die Gedanken, Gefühle, Worte und Taten edel und heilsam. Wenn die spirituelle Verbindung jedoch nur minimal ist, dann ist der Mensch nicht heil. Er wird mehr von den Bedürfnissen der unteren Chakras beeinflusst als von der Höheren Seele. Manchmal wird so ein Mensch auch von Elementalen beeinflusst. Die Sprache wird dann unflätig oder aggressiv und das Verhalten dysfunktional. Indem man sein eigenes wahres Wesen erkennt und bejaht sowie die *Meditation über zwei Herzen* praktiziert, kann man seine Verbindung mit der Höheren Seele wiederherstellen oder verstärken. Man kann wieder »heil« werden und damit spirituell, psychisch und körperlich gesunden. Der Sinn der *Meditation über zwei Herzen* und der »ICH BIN«-Meditation besteht darin, die Verbindung zur Höheren Seele zu verbessern. Solange man mit der Höheren Seele gut verbunden ist, bleibt man heil und gesund. In meinem Buch *In die Stille gehen* können Sie mehr über die Seele und ihre Verwirklichung nachlesen.

Die »ICH BIN«-Selbstheilungs-Affirmation

Mit Hilfe der Macht Gottes, die sich durch die Höhere Seele verwirklicht, kann man sich selbst spirituell, psychisch und körperlich heilen. Wiederholen Sie die folgende Affirmation täglich jeweils dreimal hintereinander, so lange wie nötig. Tun Sie es mit Überzeugung. Um die Wirkung zu steigern, stellen Sie sich selbst in einer violetten Flamme vor. Dieses violette Prana wird Sie spirituell, psychisch und körperlich für das herabfließende göttliche Licht empfänglicher machen. In meinem Buch *Pranaheilen mit Kristallen* erfahren Sie mehr über dieses violette Prana.

»ICH BIN

Ich bin weder der Körper
noch die Gefühle oder die Gedanken.
Ich bin die Seele.

ICH BIN, das ICH BIN!

Ich bin verbunden und eins
mit meiner Höheren Seele.

Ich rufe den Segen
meiner Höheren Seele herbei,
den Segen all der großen Wesen
und des universellen, höchsten Gottes –
zur spirituellen, geistigen,
emotionalen und körperlichen Heilung.

Ich bin rein.
Lass alle Unreinheit sich auflösen
und aus meinem System verschwinden.

Ich bin heil.
Ich bin gesund.
So sei es!«

Wiederholen Sie diese Affirmation dreimal.

Nach der Selbstheilungs-Affirmation ist es ratsam, die *Meditation über zwei Herzen* mit der psychischen Selbstheilung direkt anzuschließen. Die Anleitung zu dieser Meditation finden Sie im Anhang.

Mehr über Selbstheilung

Bei einer anderen Art der Selbstheilung stellen Sie sich vor, Sie stünden vor sich selbst. Dann scannen, reinigen und energetisieren Sie die betroffenen Chakras. Das wirkt wie eine Fernheilung, nur dass Sie die Energie an sich selbst senden.

Rituale des Opferns und Segnens

Beim Beten können Sie einfach Ihre Probleme als Opfer oder Gabe darbringen und um göttlichen Segen bitten. Die Heilungsengel werden antworten. In alten Zeiten brachten die Menschen in ihren religiösen Zeremonien Tieropfer dar. Das ist eine Verzerrung des eigentlichen religiösen Rituals. Die Tiere sind dabei Symbole für bestimmte menschliche Schwächen. Diese Schwächen sollten geopfert werden, nicht die Tiere. Was hat das mit Selbstheilung zu tun? Sie können Ihre negativen Gedanken und Gefühle, Ihren Stress und Ihre Schwächen, Ihre Anspannung und Ihre psychischen Probleme dem Höchsten Sein als Opfer darbringen. Nach dieser Opfergabe können Sie um Segen bitten sowie um die nötigen Tugenden oder Lösungen für Ihre Probleme.

Das ähnelt dem Reinigen und Energetisieren. Das Opfern und Darbringen der Schwächen entspricht der Reinigung, und die Bitte um Segen in Form von Tugenden oder Lösungen entspricht der Energetisierung. Ein Mensch, der nikotinsüchtig ist, kann zum Beispiel sein Opfer folgendermaßen darbringen:

> *»Höchster, universeller Gott, demütig bringe ich dir meine Sucht nach Nikotin als Opfer dar. Ich bringe dir all mein Verlangen, zu rauchen, und alle mit dem Rauchen verbundenen Elementale zum Opfer dar. Ich nehme deine Heilung und alle deine Segnungen dankbar an. Dankbar nehme ich die Tugend der Selbstbeherrschung an. Ich danke und bin voller Vertrauen.«*

Dieses Ritual der Aufopferung und des Segens können Sie dreimal täglich durchführen – morgens, mittags und abends –, so lange Sie es brauchen.

Multiple Persönlichkeit

Wenn Sie einem Klienten mit multipler Persönlichkeit zum ersten Mal begegnen, nehmen Sie wahrscheinlich an, dass er von körperlosen Wesenheiten besetzt sei. Doch in den Fällen, die von verschiedenen Prana-Psychotherapeuten behandelt wurden, konnten keine körperlosen Geistwesen wahrgenommen werden, sondern mehrere negative Elementale. Viele der Chakras waren davon betroffen und das Solarplexus-Chakra war überaktiv. In einigen seltenen Fällen waren sogar die Arm- und Beinchakras von Elementalen befallen. Es hat den Anschein, als ob diese Elementale zu einer bestimmten »Kultur« oder »Zivilisation« gehören.

Heilung auf Befehl

Man kann Klienten von negativen Elementalen befreien, indem man den Eindringlingen befiehlt, zu verschwinden und nicht zurückzukehren. Diese Methode kann von erfahrenen Heilern mit gut entwickeltem spirituellem Kanal angewandt werden.

Vorgehensweise:

1. Bitten Sie im Stillen um Segen für die Heilung.
2. Konzentrieren Sie sich auf das Kronenchakra.
3. Befehlen Sie gedanklich oder verbal:

> *»Mit der Macht Gottes,*
> *die sich in meinem Höheren Selbst manifestiert:*
> *Verschwindet, negative Elementale!*
> *Kehrt niemals zurück!*
> *Alle negativen Gedanken-Entitäten*
> *in den Chakras lösen sich auf!*
> *So sei es!«*

Dieser Befehl kann einmal oder mehrmals gegeben werden. Versiegeln Sie danach die Schutznetze und normalisieren Sie die Chakras mit Prana-Psychotherapie. Die Behandlung kann so oft wie nötig wiederholt werden.

Vorbeugung gegen psychische Störungen

1. Lernen Sie, sich emotional zu entspannen, indem Sie mehrmals täglich in kurzen Pausen zwischen Ihrer Arbeit die tiefe, langsame Bauchatmung üben. Ungefähr 7 Zyklen sind jeweils genug. Tun Sie dies vor allem, wenn Sie unter großer Anspannung leiden.

2. Vermeiden Sie weitestgehend die negativen Gedanken und Gefühle. Denken, fühlen und handeln Sie positiv.
3. Vermeiden Sie starke Wut oder Hass. Derartige intensive negative Gefühle zerreißen die Schutznetze. Dadurch werden Eindringlinge und negative Elementale angezogen und Sie werden von diesen überwältigt, was dazu führt, dass Sie vorübergehend wie »besessen« oder im Wahn schreckliche Dinge tun.
4. Vermeiden Sie halluzinogene und abhängig machende Drogen und Medikamente. Sie verbrennen Teile der Schutznetze, wodurch die betreffende Person offen wird für negative Elementale und Einflüsse, die sich ihrer Kontrolle entziehen. Auch ein Übermaß an Alkohol sollte wegen seiner negativen psychischen und körperlichen Auswirkungen vermieden werden.
5. Praktizieren Sie täglich die *Meditation über zwei Herzen.* Das stärkt den Kontakt mit der Höheren Seele, der sich wiederum in größerer psychischer Stabilität manifestiert. Sie reinigt und energetisiert auch die Chakras und hat eine beruhigende, friedliche Wirkung.
6. Machen Sie regelmäßig körperliche Übungen und Sport oder tanzen Sie, um aufgestaute Emotionen zu lösen. Beim Sport oder Tanzen sollte man ganz loslassen, sonst verfehlt man den Effekt.
7. Wenn Sie Problemkinder haben, sollten Sie negative Gefühle, Gedanken und Worte über sie vermeiden, denn das verschlimmert die Situation! Vermeiden Sie auch, vor den Kindern zu streiten, da der Ärger und der Hass sie vergiftet und psychisch aus dem Gleichgewicht wirft.

Beeinflussung des Charakters des noch ungeborenen Kindes durch die Gefühle und Gedanken der Mutter

Die bei der Mutter während der Schwangerschaft vorherrschenden Gefühle und Gedanken werden in den Hauptchakras des Ungeborenen gespeichert und beeinflussen so seinen Charakter und seine emotionale Entwicklung. Um psychisch gesundere Kinder zu bekommen, sollten die Mütter versuchen, möglichst viele schöne, beglückende und inspirierende Einflüsse in sich aufzunehmen. Ihre Gefühle und Gedanken sollten harmonisch, progressiv und positiv sein. Wut, Pessimismus, Hoffnungslosigkeit, verletzende Worte, negative Gefühle und Gedanken der Mutter schaden der Psyche des Ungeborenen und sollten vermieden werden.

Ich empfehle werdenden Müttern die Lektüre inspirierender Bücher, zum Beispiel Biografien weiser Menschen oder sonstige spirituelle Literatur. Auch Werke, die sich mit Mathematik, Naturwissenschaften oder Sprachen usw. befassen, haben einen förderlichen Einfluss auf das ungeborene Kind und sorgen dafür, dass sowohl seine spirituellen als auch seine geistigen Fähigkeiten wachsen.

Können Kinder, die im Mutterleib durch negative Gedanken und Gefühle verunreinigt und geschädigt wurden, geheilt werden? Die Antwort lautet: Ja! Die hauptsächlich betroffenen Chakras (Solarplexus-, Ajna-, Kronen- und Basischakra) können durch ein sanftes örtliches Sweeping mit elektrisch-violettem Prana gereinigt werden. Diese Behandlung muss sehr vorsichtig durchgeführt werden, um dem Ungeborenen nicht zu schaden. Sie sollte nur von erfahrenen Prana- Psychotherapeuten angewandt werden, vorzugsweise von hellsichtigen.

Gesundheitliche Probleme von Psychotherapeuten

Psychotherapeuten leiden häufig an Depressionen. Dieses Phänomen beruht auf dem unfreiwilligen Prana-Transfer zwischen dem Therapeuten und dem Klienten: Die Energie fließt von höherer Dichte hin zu niedrigerer Dichte. Außerdem spielt die Kontamination des Therapeuten mit den kranken Energien des Klienten eine große Rolle.

Psychotherapeuten können reizbar und sprunghaft werden. Manche entwickeln sogar eine Tendenz zur Gewalttätigkeit. Das kommt daher, dass sie während des Zuhörens von den Klienten als psychische »Mülleimer« verwendet werden. Ein Teil dieses »Mülls« wird von den Abwehrmechanismen des Körpers neutralisiert und umgewandelt, der Rest wird jedoch aufgenommen und gespeichert. Die Anhäufung des von Klienten abgeladenen Mülls führt beim Therapeuten dann zu psychischen Irritationen. Um diese Auswirkungen auf ein Minimum zu begrenzen, sollte der Psychotherapeut nach einer Heilsitzung oder einer Beratung die *Meditation über zwei Herzen* durchführen, sich mindestens einmal pro Woche selbst einer Prana-Behandlung unterziehen und sich regelmäßig Urlaub gönnen.

Manchmal bekommen Psychotherapeuten Atembeschwerden oder spüren einen gewissen Druck im Solarplexus-Bereich. In diesen Fällen ist das Solarplexus-Chakra durch die kranken Energien verstopft. Der betroffene Therapeut kann einen Pranaheiler aufsuchen, um sein Solarplexus-Chakra reinigen und energetisieren zu lassen.

Bei manchen Therapeuten kommt es auch zu Schmerzen im Brustbereich und zu einem Taubheitsgefühl in der Schulter und im Arm. Dann ist das Herzchakra überaktiviert und lei-

det gleichzeitig unter Pranamangel. Die Arbeit eines Psychotherapeuten erfordert in der Regel viel stilles beziehungsweise losgelöstes Mitgefühl für die Klienten. Dabei wird Herzenergie verbraucht – was sich auf die Klienten heilend und beruhigend auswirkt. Das Herzchakra des Therapeuten wird jedoch überbeansprucht und beginnt unter Pranamangel zu leiden. In einem solchen Fall sollte sich der Therapeut selbst regelmäßig Prana-Behandlungen unterziehen und eine wohltuende Auszeit nehmen. Manche Heiler setzen die Herz-/Handchakra-Technik ein, um Herzenergie auf ihre Klienten zu übertragen. Ich empfehle das *nicht,* weil bei unrichtiger oder zu häufiger Anwendung Brustschmerzen beim Heiler auftreten, die schließlich zu Herzbeschwerden oder gar Erkrankungen führen können.
Dennoch sollten Psychotherapeuten keine energetische Schutzhülle um sich herum erzeugen. Wenn Klienten mit dem Therapeuten über ihre Probleme sprechen, übertragen sie einen Teil ihrer negativen Emotionen auf ihn. Prallen diese Energien dann auf die Schutzhülle, werden sie um ein Vielfaches verstärkt auf den Klienten zurückgeworfen, was natürlich zur Verschlechterung seines Zustandes führen kann. Dies bezeichnet man dann als »Bumerang-Effekt«. Wenn Ihnen jemand negative Gedanken schickt und Sie nicht darauf reagieren, prallt die Energie von Ihnen ab und kehrt zu ihrem Urheber zurück. Dabei zieht sie zusätzlich schwingungsgleiche negative Gedankenformen an und ist um ein Vielfaches stärker, wenn sie den Verursacher wieder erreicht.

Psychotherapeuten sollten sich viel körperliche Bewegung verschaffen und regelmäßig die *Meditation über zwei Herzen* praktizieren, um sich zu reinigen. Diese Meditation wirkt reinigend und kann Energien umwandeln. Außerdem fördert sie die heilerischen Fähigkeiten.

Hilfe bei Überenergetisierung des Heilers

Manchmal wird ein Heiler durch die Arbeit mit Klienten überenergetisiert. Das äußert sich dann in übermäßiger Wachheit und Hyperaktivität. Anscheinend ist ein solcher Heiler ein Kanal für göttliche Heilenergie und hat viele Heilengel und heilende Helfer an seiner Seite.

Falls Sie sich nach der Heilung anderer Menschen überenergetisiert fühlen, können Sie die überschüssige Energie loswerden, indem Sie die Erde mit Licht, Liebe und Kraft segnen. Dann konzentrieren Sie sich auf Ihr Basischakra und Ihre Fußsohlen und lassen die Energie in die Erde abfließen. Danach stehen Sie auf, schütteln ein bis zwei Minuten lang Ihren Körper aus, um überschüssige Energie loszuwerden, und nehmen eine Dusche. Das Duschen wäscht die eventuell noch vorhandene Energie ab, sodass Sie in der Nacht gut schlafen können.

Erzeugen eines positiven Bildes oder einer positiven Gedanken-Entität für den Klienten

Manche Heiler und Ärzte denken negativ von ihren Klienten oder Patienten, wenn sie ihnen begegnen. Damit erzeugen sie negative Gedankenformen. Mancher Heiler sagt auch zu seinem Klienten: »Sie haben immer noch dieses oder jenes Problem.« Diese Haltung verzögert den Heilungsprozess nicht nur – sie kann den Zustand des Klienten sogar verschlimmern. Wann immer ein Klient zu Ihnen zur Behandlung kommt, sollten Sie ihm gegenüber eine positive Einstellung haben. Stellen Sie sich vor, dass der Klient genesen und vollständig gesund ist; er ist glücklich, selbstbewusst und in Frieden mit sich selbst. Sie müssen die Fortschritte des Klienten bemerken, seien sie auch noch so klein. Wenn Sie das beachten, erzeugen Sie eine positive Gedankenform und damit ein positives Bild vom Klienten. Das fördert seine Heilung. Manche Heiler haben mehr Erfolg bei ihrer Arbeit, weil sie ihren Klienten gegenüber eine positive Haltung haben.

Die Technik, ein positives Bild zu erzeugen, gilt nicht nur im Hinblick auf den Klienten; sie kann auch auf den Heiler selbst angewandt werden.

Fernheilung mit Prana-Psychotherapie

Wie man bei körperlichen Beschwerden mit Fernheilung helfen kann, so kann man es auch mit Prana-Psychotherapie. Dazu konzentrieren Sie sich auf die zu heilende Person und stellen sich vor, sie stehe vor Ihnen. Die Visualisierung muss nicht klar sein – Hauptsache, Sie haben die klare Absicht, die Person zu heilen. Sagen Sie den Namen der Person während der Heilung mehrmals im Stillen oder laut vor sich hin.

Sie können dies mit Ihrem Partner, Ihren Verwandten, Freunden, Geschäftskollegen, Mitarbeitern und Klienten machen. Mehr Informationen dazu finden Sie in meinen anderen Büchern über das Pranaheilen *(Grundlagen des Pranaheilens, Die hohe Kunst des Pranaheilens).*

Fernheilung mit Prana-Psychotherapie zur Heilung von Beziehungen

Die Vorgehensweise ist ähnlich wie bei der Behandlung von häuslichen Spannungen.

1. Stellen Sie sich vor, Ihr Mann oder Ihre Frau steht direkt vor Ihnen.

2. Scannen Sie alle Hauptchakras und führen Sie ein allgemeines Sweeping durch.
3. Führen Sie ein gründliches örtliches Sweeping des vorderen und rückwärtigen Solarplexus-Chakras mit hellviolettem oder elektrisch-violettem Prana durch (Kronen-/Handchakra-Technik). Wechseln Sie ab zwischen Reinigen und Energetisieren.
4. Dämpfen Sie das überaktive Solarplexus-Chakra durch Energetisieren mit hellblauem Prana (Hals-/Handchakra-Technik). Normalisieren Sie das Solarplexus-Chakra mithilfe Ihres Willens.
5. Führen Sie ein örtliches Sweeping am vorderen und rückwärtigen Herzchakra durch und energetisieren Sie das Herzchakra durch das rückwärtige Herzchakra mit hellviolettem oder elektrisch-violettem Prana (Kronen-/Handchakra-Technik). Das wird Ihren Partner besänftigen. Das vordere Herzchakra sollte nicht direkt energetisiert werden, weil das zu einem gefährlichen Stau im Herzen führen kann.
6. Das Kronen-, Ajna- und Halschakra sollten mit hellviolettem oder elektrisch-violettem Prana gereinigt und energetisiert werden. Ist das Ajnachakra überaktiv, dämpfen Sie es mit hellblauem Prana.
7. Führen Sie ein gründliches örtliches Sweeping durch und energetisieren Sie das Basischakra mit weißem Prana.

Geht … und heilt Kranke!
MATTHÄUS 10,8

Geh und tue deine Pflicht:
Sei freundlich zu deinen Nächsten
und befreie sie von ihrem Leiden.
BUDDHA

Erfahrungsbericht

Der folgende Kommentar stammt von Schwester Mary Fidelis Estrada, R. A. vom Assumption College, San Lorenzo Village, Makati City auf den Philippinen, geschrieben am 20. Januar 1989.

> *Geh aber hin zu meinen Brüdern und sag ihnen …*
> JOHANNES 20,17

Ich bin sehr dankbar für die Gelegenheit, anderen mitteilen zu können, auf welche Weise meine Arbeit mit der Prana-Heilmethode mich das Versprechen Jesu immer tiefer erfahren lässt: »Ich bin gekommen, dass sie das Leben haben und es in Fülle haben« (Johannes 10,10). Ja, diese Verheißung wird vor meinen eigenen Augen erfüllt, und meine tiefe Dankbarkeit für diese Heilmethode beruht auf der persönlichen Überzeugung, die ich aus Jesu eigenen Worten beziehe:

> *Amen, amen, ich sage euch:*
> *Wer an mich glaubt, wird die Werke,*
> *die ich vollbringe, auch vollbringen,*
> *und er wird noch größere vollbringen,*
> *denn ich gehe zum Vater.*
> JOHANNES 14,12

> *Jesus antwortete ihnen:*
> *Geht und berichtet Johannes, was ihr hört und seht:*
> *Blinde sehen wieder, und Lahme gehen; Aussätzige wer-*

den rein, und Taube hören; Tote stehen auf, und Armen wird das Evangelium verkündet.
Selig ist, wer an mir keinen Anstoß nimmt.
Matthäus 11,4–6

Jesu ganzes Erdenleben war eine beständige, ehrliche Einladung an uns Menschen, uns bereits während dieser kurzen »Durchreise« auf der Erde der Liebe des Vaters mehr und mehr zu öffnen ..., uns unserem Vater zu öffnen, der uns in das Leben »hineinliebt«. In *sein* Leben! Körperliche, emotionale und spirituelle Leiden hemmen den freien Fluss der Lebensenergie in uns und können ihn sogar völlig blockieren. Natürlich beeinflusst uns alles sehr stark, was wir auf der emotionalen und der spirituellen Ebene erleben – manchmal so stark, dass es unser physisches Wohlergehen beeinträchtigt. Jeder, der mit der Heiligen Schrift vertraut ist, wird festgestellt haben, dass die von Jesus vollbrachten körperlichen Heilungen meistens von einer inneren Heilung begleitet oder eingeleitet wurden.

Bevor ich mit der Prana-Heilmethode in Berührung kam, betete ich gemeinsam mit anderen viel um individuelle und kollektive Heilung. Seit Ende der Sechzigerjahre bis zum August 1989 engagierte ich mich sowohl hier als auch in Afrika (ich diente von 1980 bis 1988 in Kenia) in einer christlichen Erneuerungsbewegung (Catholic Charismatic Renewal). Während dieser Zeit hielt ich mich oft unter jungen und alten Männern und Frauen auf, die lauthals und inbrünstig um Heilung, Ganzheit und ein sinnvolleres Leben beteten. Jedes Mal fühlte ich mich gesegnet, erleben zu dürfen, wie die heilende und versöhnende Präsenz des Herrn durch mich auf diese Brüder und Schwestern überging. Ich weiß, wie es sich anfühlt, als Kanal für die Liebe und das Mitgefühl des Vaters zu dienen. Man fühlt sich plötzlich sehr »klein« und demütig, gleichzeitig voller Ehrfurcht und Staunen.

Bereits wenige Stunden nach meiner Rückkehr aus Afrika bestürmten mich einige meiner Mitschwestern bei ihrem Willkommensgruß mit der Aufforderung, ich müsse unbedingt zu diesem Prana-Heilseminar gehen, das nächste Woche hier stattfinden werde. Auf meine naive Frage, was denn »Pranaheilen« sei, antworteten meine Gefährtinnen lächelnd: »Du weißt noch nichts darüber, aber eigentlich hast du all die Jahre schon Teile davon angewandt.« Pranaheilen und Pranatherapie halfen mir, so viel stärker zu sehen und zu fühlen, was ich von jeher geglaubt habe: dass jeder Mensch nach dem Bild Gottes erschaffen ist. Gottes Lebenskraft, die in uns allen fließt, lädt all jene, die an ihn glauben, ein, die gleichen Taten wie er zu vollbringen – und noch größere, wie er es versprochen hat.

Und weil es oft die armen Menschen mit den schlichten (das heißt: reinen) Herzen sind, die sich bereitwillig und am wenigsten voreingenommen der göttlichen Rettungsaktion in Form des Pranaheilens und der Prana-Psychotherapie öffnen, erreicht die frohe Botschaft über ein erfüllteres Leben und Wohlbefinden immer mehr von ihnen.

Pranaheilen und Prana-Psychotherapie erschütterten in keiner Weise die Fundamente meines Glaubens – im Gegenteil, sie halfen mir, die Heilige Schrift, insbesondere die Aussagen Jesu, auf einer viel tieferen Ebene zu verstehen. Sie lassen mich fortwährend die heilende Macht der Liebe erkennen: »Durch den Glauben wohne Christus in euren Herzen. In der Liebe verwurzelt und auf sie gegründet, sollt ihr zusammen mit allen Heiligen dazu fähig sein, die Länge und Breite, die Höhe und Tiefe zu ermessen und *die Liebe Christi zu verstehen, die alle Erkenntnis übersteigt*. So werdet ihr mehr und mehr von der ganzen Fülle Gottes erfüllt.« (Epheser, 3,17–19)

Mit der Freude, die die Entdeckung und Anwendung der Prana-Heilmethode mir machte, ging leider auch die schmerzliche Erfahrung einher, von Freunden, die sich nicht einmal die Mühe machten, etwas über diese Heilmethode herauszufinden, verurteilt und als »unchristlich« bezeichnet zu werden, weil ich auf diese Weise um Heilung bete. Doch die Erfahrung dieser Weisheit, die in den Schriften nicht als die Weisheit dieser Welt, sondern als Gottes verborgene Weisheit bezeichnet wird (siehe 1. Korinther 2, 6–7) – eine Weisheit, über die geschrieben steht: »Was kein Auge gesehen und kein Ohr gehört hat, was keinem Menschen in den Sinn gekommen ist: das Große, das Gott denen bereitet hat, die ihn lieben« (1. Korinther 2,9) –, die Erfahrung dieser Weisheit manifestiert sich täglich mitten unter uns und geht über jegliche Beziehung oder Erklärung hinaus.

Ein Wort über meinen Lehrer Choa Kok Sui, der mich in der Wissenschaft und Kunst des Pranaheilens unterwies. »An ihren Früchten sollt ihr sie erkennen«, sagte Jesus. »Die Frucht des Geistes aber ist Liebe, Freude, Friede, Langmut, Freundlichkeit, Güte, Treue, Sanftmut und Selbstbeherrschung« (Galater 5,22–23). Meine Erfahrung ist, dass Master Choa fortwährend die Saat der Freundlichkeit, des Friedens, der Liebe, Großzügigkeit, Sanftheit, des Vertrauens und der Einheit in meinem Leben und im Leben unzähliger anderer sät. Und solcher Art ist auch die Ernte. Tief in meinem Inneren weiß ich, dass nur ein Mann Gottes solches säen und ernten kann. Ich betrachte mich wahrhaft als gesegnet, einen Meister und Freund in Choa gefunden zu haben! Die Worte des 1. Johannesbriefes, Kapitel 1, Verse 1–3 sind meine Antwort auf die Worte des Herrn: »Geh aber hin zu meinen Brüdern und sag ihnen ...«:

> *»... was wir gehört haben, was wir mit unseren Augen gesehen, was wir geschaut und was unsere Hände ange-*

*fasst haben, das verkünden wir: das Wort des Lebens ...
Was wir gesehen und gehört haben, das verkünden wir
auch euch, damit auch ihr Gemeinschaft mit uns habt.«*

Ich lege Ihnen, die Sie hier mein persönliches Zeugnis lesen, und auch allen anderen, die vielleicht durch Sie davon erfahren, die Pranaheilung und Prana-Psychotherapie, dieses Geschenk der Liebe, mit dem mich der Vater gesegnet hat, in die Hände. Dieses Geschenk der Liebe bietet er auch Ihnen an!

Meditation über zwei Herzen mit psychischer Selbstheilung

Die *Meditation über zwei Herzen* ist eine Technik um kosmisches Bewusstsein oder Erleuchtung zu erlangen. Sie ist auch eine Form des Dienstes an der Welt, denn durch das Segnen der Welt mit liebender Güte wird die Welt in gewissem Grad harmonisiert.

Diese Technik kann auch angewandt werden, um Beziehungen, einen Betrieb, einen Ort oder ein Gebiet zu harmonisieren. In Brasilien gab es zum Beispiel ein Gebiet, in dem sehr viele Drogenhändler und Drogenabhängige lebten. Eine Gruppe von Meditierenden begann, dieses Gebiet über mehrere Monate hinweg regelmäßig zu segnen. Nach einer Weile verschwanden die Abhängigen und die Händler. Oder ein Paar, das sich ständig stritt, kam wieder miteinander aus, nachdem die beiden diese Meditation praktizierten. Als sie mit dem Meditieren aufhörten, begannen die Streitereien erneut. Für Familien mit Problemen ist es ratsam, gemeinsam diese Meditation durchzuführen.

Die *Meditation über zwei Herzen* beruht auf dem Prinzip, dass einige der Hauptchakras Tore zu gewissen Bewusstseinszuständen sind. Um kosmisches Bewusstsein oder Erleuchtung zu erlangen, muss das Kronenchakra ausreichend aktiviert sein. *Zwei Herzen* bezieht sich auf das *Herzchakra* als Zentrum des emotionalen Herzens sowie auf das *Kronenchakra* als Zentrum des göttlichen Herzens.

Wenn ein Mensch diese Meditation übt, strömt göttliche Energie zu ihm herab und erfüllt ihn mit göttlichem Licht, Liebe und Kraft. Der Übende wird zum Kanal für diese göttliche Energie. Sie fließt durch den spirituellen Kanal und die Zentren hinaus in die Aura. Bei diesem Herein- und Hinausfließen wird die Wolke von negativen Gedanken und Gefühlen aus der Aura gespült. Das reinigt die Aura. Im taoistischen Yoga wird diese göttliche Energie *Himmlisches Qi* genannt, in der Kabbala heißt sie *Lichtsäule,* denn Hellsichtige sehen sie als Lichtsäule. Die indischen Yogis nennen sie die *spirituelle Lichtbrücke* oder *Antahkarana.* Die Christen sprechen vom *Herabsteigen des Heiligen Geistes,* was ebenfalls durch eine Lichtsäule dargestellt wird, in der eine Taube herabfliegt. In der christlichen Kunst sehen wir das auf Bildern von Jesus oder Heiligen. Es symbolisiert das Herabfließen der göttlichen Energie. Menschen, die sich auf dem spirituellen Weg befinden und diese Meditation eine Weile praktiziert haben, erleben sich manchmal eingehüllt in ein glitzerndes oder blendendes Licht, oder sie spüren dieses Licht in ihrem Kopf. Die großen Yogis und Heiligen aller Religionen haben dies erlebt. Wer sich die Aufzeichnungen der verschiedenen Heiligen Schriften anschaut, wird die Ähnlichkeiten bemerken.

Bei regelmäßiger Praxis wird diese Meditation Ihre körperliche, emotionale, geistige und spirituelle Gesundheit fördern. So wie Pranaheilung auf »wundersame« Weise leichte und schwere Beschwerden zu heilen vermag, kann auch eine große Gruppe von Menschen durch die regelmäßig durchgeführte *Meditation über zwei Herzen* die ganze Erde heilen und ihr Harmonie und Frieden bringen.

Überblick:

1. Reinigen Sie den ätherischen Körper, indem Sie 5 bis 10 Minuten lang Körperübungen machen.
2. Erbitten Sie den göttlichen Segen des allmächtigen Gottes und Ihrer spirituellen Führer.
3. Legen Sie die Zunge an den Gaumen.
4. Aktivieren Sie das Herzchakra, indem Sie die ganze Erde mit liebender Güte segnen.
5. Aktivieren Sie das Kronenchakra, indem Sie die Erde mit liebender Güte segnen.
6. Meditieren Sie und segnen Sie die Erde gleichzeitig durch das Herz- und das Kronenchakra mit liebender Güte.
7. Um Erleuchtung zu erlangen, meditieren Sie auf das Licht, auf das Mantra *»OM«* oder *»Amen«* und auf die Pausen zwischen den *»OM«* oder *»Amen«*.
8. Setzen Sie die überschüssige Energie frei indem Sie segnen und sich verwurzeln.
9. Danken Sie dem allmächtigen Gott und all Ihren spirituellen Führern für die Segnungen.
10. Setzen Sie die überschüssige Energie durch weitere Körperübungen und Massagen frei.

Vorgehensweise:

1. *Reinigen Sie den ätherischen Körper durch Körperübungen.* Führen Sie 5 bis 10 Minuten lang Übungen durch, um Ihren ätherischen Körper zu reinigen und zu energetisieren. Sie können dabei den Vorschlägen des Autors folgen, die in dem Buch *In die Stille gehen* veröffentlicht sind. Solche Übungen vertreiben die hellgraue Masse, das verbrauchte Prana, aus dem Ätherkörper. Sie mindern auch das Risiko eines Pranastaus, denn die *Meditation über zwei Herzen*

erzeugt im Ätherkörper eine Menge feinstofflicher Energie. Während der Meditation können bei einem spirituellen Schüler vorübergehend ungewöhnliche Körperbewegungen auftreten. Das ist normal, da die Energiekanäle gereinigt werden.

2. *Bitten Sie um göttlichen Segen.* Setzen Sie sich hin und legen Sie Ihre Hände mit den Handflächen nach oben entspannt in Ihren Schoß. Schließen Sie die Augen. Sie können Ihre eigene Anrufung des Göttlichen formulieren. Hindus beten zu Shiva, zu Krishna oder ihrem Guru, Christen zu Jesus Christus oder Maria, Moslems zu Allah und Buddhisten zu Buddha. Falls Sie keinem traditionellen Glauben angehören, können Sie sich einfach an den allmächtigen, universellen Gott wenden. Worte sind wie Finger: Ob Sie Allah, Shiva oder Gott anrufen – sie weisen alle auf dasselbe Wesen. Wenn Sie weiter gehen wollen als die traditionellen Religionen, sagen Sie einfach: »Höchster, universeller Gott ...« Hier ist ein Beispiel für eine Bitte um Segen, wie sie vom Autor verwendet wird:

   »Höchster Gott,
   alle meine spirituellen Lehrer, alle spirituellen Lehrer,
   ihr Engel und spirituellen Helfer,
   ihr erhabenen Wesen:
   Wir bitten demütig um göttliche Führung,
   göttliche Liebe, Erleuchtung, göttliches Eins-Sein,
   göttliche Seligkeit, göttliche Hilfe und göttlichen Schutz.
   Wir danken euch in vollem Vertrauen!«

   Es ist sehr wichtig, den Segen der göttlichen Vorsehung und der eigenen geistigen Führer anzurufen. Jeder ernsthafte spirituelle Lernende hat einen oder mehrere geistige

Führer, ob er sich dessen bewusst ist oder nicht. Diese Bitte um Segen dient dazu, Führung, Hilfe und Schutz zu haben. Das ist wichtig, weil Sie es hier mit enormen Kräften zu tun haben. Ohne eine solche Anrufung und den Segen kann das Ausüben fortgeschrittener Meditationsmethoden gefährlich sein.

3. *Legen Sie die Zunge an den Gaumen.*
Rollen Sie während dieser Meditation Ihre Zunge so, dass die Spitze den Gaumen berührt. Das ist das sogenannte *Kechari Mudra.* Es stellt die Verbindung zwischen den vorderen und hinteren Kanälen der Aura her und erhöht das Energieniveau und seine Zirkulation.

4. *Aktivieren Sie das Herzchakra, indem Sie die ganze Erde mit liebender Güte segnen.*
Drücken Sie mit Ihrem Finger ein paar Sekunden lang auf Ihr vorderes Herzchakra. Das hilft Ihnen, sich leichter auf das vordere Herzchakra zu konzentrieren. Richten Sie jetzt Ihre ganze Aufmerksamkeit auf das vordere Herzchakra und segnen Sie die Erde mit liebender Güte. Erheben Sie Ihre Hände mit den Handflächen nach vorne bis auf Brusthöhe. Während des Segnens können Sie sich die Erde als kleine Kugel vor sich vorstellen. Das Segnen der Erde sollte nicht mechanisch erfolgen, sondern mit Gefühl. Sie können das Gebet *»Oh Herr, mach mich zu einem Werkzeug deines Friedens«* (siehe Kapitel 7) sprechen. Halten Sie Ihre Aufmerksamkeit bei Ihrem Herzen, während Sie die Worte sprechen:

»Höchster Gott,
mach mich zu einem Werkzeug deines Friedens ...«

Spüren Sie in sich selbst inneren Frieden. Werden Sie zu einem Kanal des göttlichen Friedens. Fühlen Sie den Frieden in sich. Lassen Sie ihn in Ihre Arme und Hände fließen. Segnen Sie die Erde mit diesem Frieden. Teilen Sie diesen Frieden auf sanfte und liebevolle Weise mit der kleinen Erde vor Ihnen.

»... dass ich Liebe übe, wo man sich hasst ...«

Spüren Sie die göttliche Liebe in sich. Werden Sie zu einem Kanal für die göttliche Liebe. Fühlen Sie diese Liebe in Ihrem Körper. Lassen Sie sie von Ihrem Herzen zu Ihren Armen und Händen fließen und von den Händen zu der kleinen Erde vor Ihnen. Segnen Sie die Erde mit Frieden und Liebe.

»... dass ich verzeihe, wo man sich beleidigt,
dass ich verbinde, da wo Streit ist ...«

Spüren Sie den Geist der Versöhnung. Werden Sie zu einem Kanal der göttlichen Vergebung, der göttlichen Versöhnung. Segnen Sie die Erde mit dem Geist der Versöhnung, mit Vergebung, Verständnis, Harmonie und Frieden.

»... dass ich den Glauben bringe, wo der Zweifel drückt,
dass ich die Hoffnung wecke, wo Verzweiflung quält ...«

Spüren Sie die göttliche Hoffnung und den Glauben. Werden Sie zu einem Kanal der göttlichen Hoffnung und des Glaubens. Segnen Sie die Erde mit Hoffnung und Glauben. Segnen Sie alle Menschen, die sich schwertun, zu hoffen oder zu glauben. Sprechen Sie ihnen in der Stille

Mut zu. Segnen Sie sie mit göttlicher Hoffnung, Glauben und Stärke.

»... dass ich ein Licht anzünde, wo die Finsternis regiert, dass ich Freude mache, wo der Kummer wohnt ...«

Werden Sie zu einem Kanal des göttlichen Lichts und der Freude. Segnen Sie die Erde mit göttlichem Licht und Freude. Segnen Sie alle Menschen, die leiden, traurig und deprimiert sind oder Kummer haben, mit göttlichem Licht und Freude. Erfüllen Sie sie mit Licht und Freude.

Empfinden Sie jeweils die ganze Bedeutung jedes Satzes, während Sie so segnen. Sie können auch Ihre Visualisationskraft zu Hilfe nehmen. Während Sie die Erde mit liebender Güte segnen, stellen Sie sich vor, wie die Aura der Erde leuchtend goldrosa wird. Dieser Segen kann auch auf jede Nation oder Staatengemeinschaft angewandt werden. Richten Sie diesen Segen jedoch nicht auf bestimmte Kinder oder einzelne Personen, da diese von der Energie, die durch die Meditation erzeugt wird, leicht überwältigt werden könnten. Sie können Ihnen am Schluss einen Segen zukommen lassen, wenn die meiste Energie bereits abgeflossen ist. Das ist ungefährlich.

Übertreiben Sie es mit diesem Segen nicht, wenn Sie damit anfangen. Manche Menschen spüren einen gewissen Pranastau in der Herzgegend. Das bedeutet, dass der Ätherkörper nicht rein genug ist. Führen Sie ein örtliches Sweeping durch, um den Stau zu beseitigen.

5. *Aktivieren Sie das Kronenchakra, indem Sie die ganze Erde mit liebender Güte segnen.*
Drücken Sie ein paar Sekunden lang mit dem Finger auf Ihr Kronenchakra, um die Konzentration auf dieses Chakra zu erleichtern, und segnen Sie dann die ganze Erde mit liebender Güte. Wenn das Kronenchakra offen genug ist, spüren manche dort vielleicht einen gewissen Druck oder dass sich etwas wie eine Blüte öffnet. Stellen Sie sich die Erde wieder als kleine Kugel vor sich vor. Sie können folgenden Segen verwenden:

»Aus der Mitte des Herzens Gottes
soll die ganze Erde mit liebender Güte gesegnet sein.«

Spüren Sie die göttliche Liebe und Güte. Werden Sie zu einem Kanal der göttlichen Liebe und Güte und teilen Sie diese mit der ganzen Erde.

»Die ganze Erde soll mit großer Freude und Glück
gesegnet sein.«

Spüren Sie die Freude und das Glück und teilen Sie diese Gefühle mit der Erde vor Ihnen. Visualisieren Sie lächelnde Menschen, deren Herzen von Freude und Glück erfüllt sind.

»Aus der Mitte des Herzens Gottes
soll die ganze Erde mit Verständnis gesegnet sein,
mit Harmonie und göttlichem Frieden.«

Werden Sie zu einem Kanal des Verständnisses, der Harmonie und des Friedens. Visualisieren Sie Menschen oder Nationen, die bisher einander bekämpfen oder sich feindlich gesinnt sind, wie sie nun harmonisch miteinander leben. Stellen Sie sich vor, wie sie ihre Waffen niederlegen, sich die Hände reichen und sich umarmen.

»Die ganze Erde soll mit Wohlwollen
und dem Willen, Gutes zu tun gesegnet sein.«

Stellen Sie sich vor, dass die Menschen nicht nur guter Absicht sind und nicht nur darüber reden, Gutes zu tun, sondern dass sie dies auch wirklich ausführen. Das ist mit dem Willen, Gutes zu tun gemeint.

6. *Meditieren Sie und segnen Sie die Erde gleichzeitig durch das Herz- und das Kronenchakra mit liebender Güte.*
Nach dieser Aktivierung des Kronenchakras konzentrieren Sie sich gleichzeitig auf das Kronen- und das Herzchakra und segnen Sie die Erde ein paar Minuten lang mit liebender Güte. Das bringt beide Chakras in Einklang und macht den Segen viel wirkungsvoller. Visualisieren Sie wieder die kleine Erde vor sich und stellen Sie sich vor, wie ein goldenes Licht aus Ihren Händen strömt und die ganze Erde mit Licht und Liebe erfüllt. Sie können folgende Worte verwenden:

»Aus der Mitte des Herzens Gottes
sollen die ganze Erde, jeder Mensch und jedes Wesen
mit göttlicher Liebe und Güte gesegnet sein.«

Spüren Sie die göttliche Liebe und Güte und teilen Sie sie mit der ganzen Erde, jedem Menschen und jedem Wesen.

»Die ganze Erde, jeder Mensch und jedes Wesen sollen mit göttlicher Süße, Freude, Wärme, Fürsorge und Zärtlichkeit gesegnet sein.«

Spüren Sie dieses süße, liebevolle Gefühl und teilen Sie es mit der ganzen Erde.

»Aus der Mitte des Herzens Gottes sollen die ganze Erde, jeder Mensch und jedes Wesen mit innerer Heilung, innerer Schönheit, göttlicher Seligkeit und göttlichem Eins-Sein gesegnet sein.«

Spüren Sie die göttliche Seligkeit und das göttliche Eins-Sein und teilen Sie diese Gefühle mit der Erde, jedem Menschen und jedem Wesen.

7. *Um Erleuchtung zu erlangen, meditieren Sie auf das Licht, auf das Mantra »OM« oder »Amen« und auf die Pausen zwischen den »OM« oder »Amen«.*
Senken Sie Ihre Arme und Hände wieder und entspannen Sie sie. Stellen Sie sich ein sanftes, strahlend weißes oder goldenes Licht auf Ihrem Kronenchakra vor. Betrachten Sie es sanft und liebevoll. Spüren Sie die Qualität der Energie, die das Licht ausstrahlt. Spüren Sie den inneren Frieden, die Stille und die Seligkeit. Seien Sie sich ein paar Minuten lang des Lichts, des inneren Friedens und der Seligkeit bewusst. Singen Sie dann im Geist das Mantra *»OM«* oder *»Amen«*.

*»Oooommmm ... oooommmm ... oooommmm ...
oooommmm ... oooommmm ... oooommmm ...
oooommmm ... oooommmm ... oooommmm ...«*

Wozu dient das? Es wird dabei ein höherer Kanal ausgewählt; auf diese Weise wird die Schwingung erhöht und das Bewusstsein auf eine höhere Stufe gehoben. Meditieren Sie auf die Pausen zwischen zwei *»OM«* oder *»Amen«* und seien Sie sich gleichzeitig des Lichts, der Stille und der Seligkeit bewusst. Meditieren Sie ungefähr 10 Minuten lang. Dann entspannen Sie sich.

Erschrecken Sie nicht, wenn Sie in Ihrem Kopf eine innere Lichtexplosion erleben. Das geschieht, wenn Sie gleichzeitig den Lichtpunkt und die Pausen zwischen den *»OM«* wahrnehmen. Ihr ganzes Sein wird von Licht erfüllt! Sie werden eine erste Ahnung von Erleuchtung erleben, eine erste Erfahrung göttlicher Ekstase. Buddha-Bewusstsein oder Erleuchtung zu erfahren heißt, zu erfahren und zu begreifen, was Jesus meinte, als er sagte: »Dein Auge ist das Licht des Leibes. Wenn nun dein Auge lauter ist, so ist dein ganzer Leib licht« (Lukas 11,34), und: »Denn siehe, das Reich Gottes ist mitten unter euch« (Lukas 17,21).

Wenn Sie das Gefühl haben, aus Ihrem Körper oder in einen Tunnel gezogen zu werden, lassen Sie es zu, dass sich die Erfahrung einfach entfaltet, bis Sie Eins-Sein mit dem Licht erleben. Falls Sie eine durchdringende Dunkelheit oder die große Leere erfahren, so ist das gut. Es ist einfach ein Übergang zwischen dem Normalbewusstsein und dem erweiterten Bewusstsein. Entspannen Sie sich und bleiben Sie ruhig. Bitten Sie den allmächtigen Gott und Ihre spirituellen Lehrer, Sie auf eine höhere Bewusstseinstufe zu heben.

Bei manchen Menschen dauert es Jahre, bis sie eine Ahnung der Erleuchtung oder des Buddha-Bewusstseins erlangen, bei anderen dauert es nur Monate oder gar Wochen. In seltenen Fällen erweitert sich das Bewusstsein bereits bei den ersten Versuchen. Das geschieht dann in der Regel durch die Hilfe eines Meisters.

Bei dieser Meditation sollte der Praktizierende neutral bleiben. Er sollte sich nicht vom Ergebnis abhängig machen oder allzu hohe Erwartungen hegen. Sonst wird er nämlich über seine Erwartungen meditieren und nicht über den Lichtpunkt, das *»OM«* und die Pausen zwischen den *»OM«*.

Kehren Sie nach ungefähr 10 Minuten der Stille in Ihren Körper zurück und bewegen Sie sanft Ihre Finger.

8. *Setzen Sie die überschüssige Energie frei, indem Sie segnen und sich verwurzeln.*

Erheben Sie nach der Meditation wieder Ihre Hände mit den Handflächen nach vorne. Stellen Sie sich die Erde vor. Setzen Sie die überschüssige Energie frei, indem Sie ein paar Minuten lang die Erde mit Licht, liebender Güte, Frieden und Wohlstand segnen, bis Sie das Gefühl haben, dass sich Ihr Körper wieder normalisiert hat. Sie können dazu folgende Worte verwenden:

»Die ganze Erde sei mit göttlichem Licht gesegnet,
mit göttlicher Liebe und göttlicher Kraft.
Die ganze Erde sei mit Frieden und Ordnung gesegnet,
mit Spiritualität, Fülle und Wohlstand.
Jeder Mensch und jedes Wesen sei mit Glück gesegnet,
mit Gesundheit, Spiritualität und Fülle.
Alle seien gesegnet.«

Wenn Sie so die überschüssige Energie freigesetzt haben, können Sie auch bestimmte Personen, Ihre Familie oder Freunde segnen. Sonst staut sich die Energie im Körper, sodass man Kopfschmerzen bekommt oder ein Unwohlsein in der Brust verspürt. Der Körper nimmt auf die Dauer Schaden, wenn zu viel Energie darin bleibt. Andere esoterische Schulen setzen die überschüssige Energie frei, indem sie sich vorstellen, wie die überschüssige Energie aus den Chakras strömt und die Chakras immer kleiner und gedämpfter werden. Dabei wird die überschüssige Energie allerdings nicht produktiv genutzt.

Richten Sie als Nächstes sanft Ihre Aufmerksamkeit auf das untere Ende Ihrer Wirbelsäule. Projizieren Sie Ihr Bewusstsein in die Erde und stellen Sie sich vor, wie Licht drei Meter tief in die Erde dringt. Segnen Sie die Erde, indem Sie ruhig sagen:

»Mutter Erde sei gesegnet
mit göttlichem Licht, Liebe und Kraft.
Mutter Erde sei voller Lebenskraft,
geheilt und regeneriert.
Mutter Erde sei gesegnet.
Ich bin mit Mutter Erde verbunden
und in ihr verwurzelt.«

Sie können das zwei- bis dreimal wiederholen, um Ihr Bewusstsein in den physischen Körper zu bringen. Es hilft Ihnen, mit den Dingen des täglichen Lebens umzugehen und ein gutes Einkommen zu verdienen. Viele spirituell Praktizierende haben Probleme, genug Geld zu verdienen und die praktischen Dingen des Lebens zu erledigen, weil sie nicht in Mutter Erde verwurzelt sind.

9. *Bedanken Sie sich.*
Danken Sie der göttlichen Vorsehung und Ihren spirituellen Begleitern nach jeder Meditation für ihren Segen. Sie können dazu folgendes Gebet verwenden:

»Höchster Gott,
wir danken dir für deinen göttlichen Segen.
Meine spirituellen Lehrer, alle spirituellen Lehrer,
heilige Meister, alle Heiligen und Engel,
alle geistigen Helfer, all ihr erhabenen Wesen,
wir danken euch für euren herrlichen Segen.
Habt Dank.«

Öffnen Sie dann mit einem großen Lächeln Ihre Augen. Falls alte Emotionen auftauchen, so ist das gut. Es ist ein Teil des Reinigungsprozesses. Versuchen Sie also nicht, sie unter Kontrolle zu halten oder zu unterdrücken.

10. *Setzen Sie die überschüssige Energie durch weitere Körperübungen und Massage frei.*
Es ist wichtig, nach der Meditation den Körper zu schütteln und weitere Körperübungen anzuschließen. Es ist auch ratsam, verschiedene Körperteile zu massieren, vor allem den Bereich der Leber und der Nieren. Das hilft, weitere überschüssige Energie abzubauen, verbrauchte Energie aus dem Körper zu entfernen und den Körper zu reinigen und zu stärken. Es unterstützt auch die Assimilation der neuen Prana-Energie und der spirituellen Energien und fördert damit die Schönheit und Gesundheit des Übenden. Massagen und Übungen nach der Meditation reduzieren die Gefahr eines Pranastaus in den verschiedenen Körperbereichen, der krank machen kann. Sie können sich im Lauf der Zeit auch selbst von Beschwerden

heilen, wenn Sie nach der *Meditation über zwei Herzen* Körperübungen machen.

Nach einer Meditation sind Körperübungen sehr wichtig. Manche Menschen neigen dazu, dies zu vernachlässigen und lieber noch ein wenig in dem seligen Zustand zu verweilen. Diese Neigung sollte überwunden werden, sonst leidet irgendwann die Gesundheit. Der sichtbare, physische Körper wird dann allmählich geschwächt, denn er kann auf Dauer mit der von der Meditation verbleibenden Energie nicht umgehen. Sie müssen das selbst erlebt haben, um diese Anweisung wirklich schätzen zu können.

Diese Anleitung mag lang erscheinen, aber die Meditation selbst ist kurz, einfach und effektiv. Sie dauert nur etwa 20 Minuten, ohne die Zeit für die Körperübungen.

Es gibt viele Grade der Erleuchtung. Die Kunst des »direkten Wissens« erfordert ständige Meditation über einen längeren Zeitraum.

Das Segnen der Erde mit liebender Güte kann auch von einer Gruppe als ein Dienst an der Welt durchgeführt werden. Dabei segnen Sie die Erde zuerst mit liebender Güte durch das Herzchakra, dann durch das Kronenchakra und zum Schluss durch beide Chakras. Setzen Sie nach der Meditation die überschüssige Energie frei. Statt auf die gesamte Erde kann der Segen auch auf eine bestimmte Nation oder Nationengruppe gerichtet sein. Die Kraft des Segens vervielfacht sich, wenn er von einer Gruppe durchgeführt wird. Als Gruppe können Sie die Erde auch mit liebender Güte segnen, indem Sie die Meditation über das Radio durchführen, sodass die Zuhörer mitmachen können.

Bei regelmäßiger Praxis wird die *Meditation über zwei Herzen* Ihre körperliche, emotionale, mentale und spirituelle Gesundheit verbessern. Genauso wie Pranaheilung »wundersamerweise« leichte und chronische Beschwerden heilen kann, kann die *Meditation über zwei Herzen,* von einer großen Anzahl Menschen durchgeführt, auf wundersame Weise die ganze Erde heilen und sie friedvoller und harmonischer machen. Diese Botschaft richtet sich an Leser mit einer gewissen Reife und dem Willen, etwas Gutes zu tun.

Psychische Selbstheilung

Nach der *Meditation über zwei Herzen* und *vor* der Freisetzung überschüssiger Energie können Sie eine psychische Selbstheilung durchführen:

Vorgehensweise:

1. Schließen Sie die Augen und legen Sie die Zungenspitze an den Gaumen.
2. Bitten Sie um göttlichen Segen. Sie können dazu folgendes Gebet verwenden:

   »Höchster Gott,
   meine spirituellen Lehrer, alle spirituellen Lehrer,
   alle erhabenen Wesen,
   alle Heilungsengel und spirituellen Helfer,
   danke für euren göttlichen Segen,
   für göttliche Heilung, Führung, Hilfe und Schutz!
   Ich danke und bin voller Vertrauen.«

3. Visualisieren Sie eine Kugel leuchtend weißen Lichts mit ein bisschen Violett am Rand, und zwar ...

a) auf Ihrem Kronenchakra, und sagen Sie im Stillen: »Mein Kronenchakra ist erfüllt von strahlendem, elektrisch-violettem Licht. Es ist vollkommen gereinigt und energetisiert. Es ist gesund.«
b) auf Ihrem Ajnachakra, und sagen Sie im Stillen: »Mein Ajnazentrum ist erfüllt von strahlendem, elektrisch-violettem Licht. Es ist vollkommen gereinigt und energetisiert. Es ist gesund.«
c) auf Ihrem Halschakra, und sagen Sie im Stillen: »Mein Halschakra ist erfüllt von strahlendem, elektrisch-violettem Licht. Es ist vollkommen gereinigt und energetisiert. Es ist gesund.«
d) auf Ihrem *rückwärtigen* Herzchakra, und sagen Sie im Stillen: »Mein hinteres Herzchakra ist erfüllt von strahlendem, elektrisch-violettem Licht. Es ist vollkommen gereinigt und energetisiert. Es ist gesund.«
(Anmerkung: Energisieren Sie *nicht* das vordere Herzchakra, denn das kann dem physischen Herzen schaden!)
e) auf Ihrem vorderen und hinteren Solarplexus-Chakra, und sagen Sie im Stillen: »Mein vorderes und hinteres Solarplexus-Chakra ist erfüllt von strahlendem, elektrisch-violettem Licht. Es ist vollkommen gereinigt und energetisiert. Es ist gesund.«

Visualisieren Sie eine Kugel strahlend weißen Lichts ...

f) auf Ihrem Nabel und sagen Sie im Stillen: »Mein Nabelchakra ist erfüllt von leuchtend weißem Licht. Es ist vollkommen gereinigt und energetisiert. Es ist gesund.«
g) auf Ihrem Sexualchakra und sagen Sie im Stillen: »Mein Sexualchakra ist erfüllt von leuchtend weißem Licht. Es ist vollkommen gereinigt und energetisiert. Es ist gesund.«
h) auf Ihrem Basischakra und sagen Sie im Stillen: »Mein

Basischakra ist erfüllt von leuchtend weißem Licht. Es ist vollkommen gereinigt und energetisiert. Es ist gesund.«

i) auf Ihren Fußsohlenchakras und sagen Sie im Stillen: »Meine Fußsohlenchakras sind erfüllt von leuchtend weißem Licht. Sie sind vollkommen gereinigt und energetisiert. Sie sind gesund.«

4. Sprechen Sie ein Dankgebet: »Voller Ehrfurcht und Liebe danke ich euch in vollem Vertrauen.«

Durch die Aktivierung der Fußsohlenchakras wird die Verwurzelung in der Erde gestärkt – was den Menschen realistischer und geschickter im Umgang mit praktischen Dingen macht. Setzen Sie die überschüssige Energie frei, indem Sie sich verwurzeln und segnen. Es ist wichtig, dass die überschüssige Energie vollständig freigesetzt wird.

Verweilen Sie nicht länger als 12 bis 15 Sekunden bei einem Chakra.

Das Stirn-, Milz- und Meng Mein Chakra werden bei diesem Prozess ausgelassen. Die Stirn ist bei psychologischen Prozessen selten betroffen. Wenn das Stirnchakra überaktiv ist, kann zu viel göttliche Energie in den Körper hinabströmen und ihn schwächen. Eine Überaktivität des Milz- und des Meng Mein Chakras können zu Hypertonie und anderen schädlichen körperlichen Erscheinungen führen.

Die psychologische Selbstheilung kann einmal am Tag durchgeführt werden. Falls es zu unangenehmen oder schädigenden Effekten führt, reduzieren Sie die Übungshäufigkeit oder setzen Sie ganz aus.

Warnung
Personen unter 16 Jahren sollten die *Meditation über zwei Herzen* nicht durchführen, da ihr Körper noch nicht so viel feinstoffliche Energie aushält. Tut man es trotzdem, kann es auf Dauer sogar zu Lähmungserscheinungen führen. Eine Ausnahme von dieser Regel: Es gibt viele hoch entwickelte Seelen, die inkarniert sind und deren Körper sich jetzt im Jugendstadium befinden. Diese hoch entwickelten Jugendlichen haben große Chakras und können schon mit 14 mit der *Meditation über zwei Herzen* beginnen. Allerdings sollte ihr Zustand überwacht werden, um unnötige Probleme zu vermeiden.

Personen mit Herzproblemen, Hypertonie oder Glaukomen sollten diese Meditation nicht durchführen, da sich ihr Zustand dadurch verschlimmern könnte.

Schwangere sollten sie nicht zu intensiv und nicht zu häufig durchführen, weil die erzeugte Energie dem Fötus zu viel werden kann. Schwangere Frauen, die bereits eine Fehlgeburt hatten, sollten diese Meditation ganz unterlassen.

Allgemein gesprochen sollte man mit der Meditation sofort aufhören, wenn man Schmerzen bekommt oder sich sonstige starke Beschwerden einstellen.

Es ist wichtig, dass alle, die diese Meditation regelmäßig praktizieren wollen, durch tägliche Innenschau ihren Charakter entwickeln und sich selbst läutern. Die *Meditation über zwei Herzen* aktiviert nicht nur das Herz- und Kronenchakra, sondern auch alle anderen Chakras. Daher werden sowohl die positiven als auch die negativen Eigenschaften des Übenden verstärkt oder aktiviert. Das kann man leicht an sich selbst beobachten oder durch einen hellsichtigen Menschen bestätigen lassen.

Wer die Meditation regelmäßig üben möchte, sollte Folgendes vermeiden:

- Genuss von Schweinefleisch, Aal und Wels
- Rauchen
- exzessiven Alkoholgenuss
- halluzinogene Drogen und andere Suchtmittel

Verzehrt man während der regelmäßigen Praxis dieser Meditation Schweinefleisch, Aal oder Wels, kann das zum Kundalini-Syndrom führen. Schweinefett und Schmalz sollten ganz vermieden werden. Das Kundalini-Syndrom äußert sich zum Beispiel als:

- chronische Erschöpfung
- Überhitzung des Körpers
- chronische Schlaflosigkeit
- Depression
- Hautausschläge
- Hypertonie usw.

Kettenraucher können Brustschmerzen bekommen, wenn sie die *Meditation über zwei Herzen* durchführen, da ihr vorderes und hinteres Herzchakra verschmutzt ist. Übende, die einmal stark geraucht haben, sollten Prana-Behandlungen am Herzen, an den Lungen und am vorderen und hinteren Herzchakra bekommen. Sie sollten gründlich gereinigt werden. Es kann auch sein, dass man Hypertonie entwickelt, wenn man stark raucht und gleichzeitig diese Meditation praktiziert. Deswegen sollte man nicht rauchen, wenn man diese Meditation regelmäßig durchführen will.

Exzessiver Alkoholgenuss und der Genuss halluzinogener oder anderer suchterzeugender Drogen sollten vermieden werden, weil sie den Körper verschmutzen. Das Meditieren mit einem verunreinigten Körper führt zu Pranastauungen.

Warnung
Die körperliche und psychische Verfassung jedes Menschen ist unterschiedlich. Deswegen übernehmen Autor und Verlag keinerlei Verantwortung für irgendwelche unangenehmen Nebenwirkungen, die aus der *Meditation über zwei Herzen* und der psychischen Selbstheilung entstehen.

Wenn Sie sich unwohl fühlen oder unangeneheme Nebenwirkungen auftreten, brechen Sie die Meditation sofort ab!

Index

Bücher und CDs von Master Choa Kok Sui

Grundlagen des Pranaheilens, Burgrain, KOHA

Die Hohe Kunst des Pranaheilens, Burgrain, KOHA

Das Praxisbuch der Prana-Psychotherapie, Burgrain, KOHA

Pranaheilen mit Kristallen, Burgrain, KOHA

Energetischer Selbstschutz, München, Ansata 2006

Vater Unser – Universelle und Kabbalistische Chakra-Meditation mit dem christlichen Gebet, München, Ansata 2003

Kabbala und Chakras, München, Ansata 2006

Golden Lotus Sutras (Reihe), München, ISV 2006-2008*

Die Entstehung der Pranaheilung und des Arhatic Yoga, München, ISV 2007

Die Existenz Gottes ist offensichtlich – The Existence of God is self-evident, München, ISV 2007

Superbrain Yoga, München, ISV 2007

Om Mani Padme Hum, die blaue Perle im goldenen Lotus, München, ISV 2008

Innere Lehren des Hinduismus enthüllt, München, ISV 2008

Meditation über zwei Herzen und Selbstheilungsmeditation (Audio-CD), Burgrain, KOHA

Meditation über die Seele (Audio-CD), Burgrain, KOHA

Vater Unser (Audio-CD), München, Ansata, 2003

Die Existenz Gottes ist offensichtlich (Audio-CD, dt./engl.), München ISV 2008

***Die GOLDEN LOTUS Sutras von Master Choa Kok Sui:**
Jenseits des Verstandes (über Meditation)
Erfahrungen des Seins (über das Leben)
Wunder sind möglich (über Pranic Healing)
Mitfühlende Sachlichkeit (über Charakterbildung)
Inspiriertes Handeln (über das Unterrichten von Pranic Healing)
Unmögliches Erreichen (über spirituelle Unternehmensführung)
Kreative Transformation (über spirituelle Praxis)

Hinweise und Adressen
Richtlinien für die Prana-Anwendung

Pranaheilung und Prana-Psychotherapie sollen die herkömmliche, allopathische Medizin nicht ersetzen, sondern ergänzen. Bei schwerer Krankheit oder Fortbestehen der Symptome sollten sofort ein Arzt und ein zertifizierter Prana-Anwender hinzugezogen werden.

Prana-Anwender sind keine Ärzte oder Heilpraktiker, aber Ärzte und Heilpraktiker können Prana-Anwender sein.

Prana-Anwender stellen keine medizinischen Diagnosen.

Prana-Anwender verschreiben keine Medikamente und/oder medizinische Behandlungen.

Prana-Anwender mischen sich nicht in die medizinische Behandlung oder Medikamenteneinnahme ein.

Suchen Sie Hilfe nur bei einem eingetragenen Prana-Anwender!

Der Verein Prana Germany e.V. fördert die Verbreitung der Pranaheilung von Master Choa Kok Sui und ist ein Zusammenschluss der Prana-Lehrer und Prana-Anwender in Deutschland. Der Verein bemüht sich um Qualitäts-Sicherung sowohl in der Ausbildung als auch in der Anwendung. Im Rahmen des Vereins ist es möglich, in einer einjährigen Zusatzausbildung das Zertifikat »Registrierter Prana-Anwender« (Associate Pranic Healer) zu erwerben. Das Zertifikat entspricht den vom Institute for Inner Studies in Manila vorgegebenen internationalen Richtlinien. Nur solchermaßen qualifizierte Prana-Anwender werden in unser offizielles Adressverzeichnis aufgenommen.

Lernen Sie Pranic Healing nur bei autorisierten Lehrern!

Pranaheilung nach Master Choa Kok Sui ist ein standardisiertes, auf einander abgestimmtes System von Heilungs- und Selbstheilungstechniken und -methoden. Darauf aufbauend gibt es eine eigene Yoga-Richtung: Arhatic Yoga.

Die Standards für eine effektive und sichere Anwendung des Pranic Healing werden durch das Institute for Inner Studies, Manila, Philippinen, ständig evaluiert. Durch das Institut und die weltweit verbreiteten Pranic-Healing-Zentren werden Prana-Lehrer ausgebildet und autorisiert. Nur diese Lehrer sind berechtigt, dem Absolventen eines Pranic-Healing-Seminars ein Zertifikat des Institute for Inner Studies, Manila, auszustellen. Mit diesem Zertifikat können Sie sicher sein, dass der Lehrer nach den von Master Choa Kok Sui vorgegebenen Richtlinien unterrichtet und mit den neuesten Erkenntnissen des Pranic Healing vertraut ist. Das Zertifikat ist des weiteren Voraussetzung für die Teilnahme an weiterführenden Seminaren wie

- Fortgeschrittenes Pranic Healing – Prana 2
- Psychoprana – Prana 3
- Pranic Healing mit Kristallen
- Energetischer Selbstschutz
- Prana Feng Shui
- Kriya Shakti
- Arhatic Yoga
- spirituelle Unternehmensführung

Eine Liste der eingetragenen Prana-Anwender und der autorisierten Prana-Lehrer sowie der Seminar- und Veranstaltungstermine finden Sie im Internet unter www.pranic-healing.de oder senden Sie einen frankierten Rückumschlag an:

Prana Germany e.V.
Sollner Str. 71
81479 München
Tel.: 089-795290
Fax: 089-74949629
Email: info@prana-heilung.de

In Österreich kontaktieren Sie bitte:
Mag. Claudia Dieckmann
Schopenhauer Str. 52
A – 1180 Wien
Tel/Fax: 01-408 54 55
Email: office@energie-institut.com

In der Schweiz kontaktieren Sie bitte:
Stefan und Cheryl Weiss / Zach
Pranic Healing Schweiz
Hauptstr. 2
Ch – 6033 Buchrain (LU)
Tel: 0848-772 642
Fax: 041-442 0809
Email: info@pranichealing.ch
Website: www.pranichealing.ch

Weitere internationale Adressen und links finden Sie im Internet unter www.globalpranichealing.com